口碑暢銷書《氣的原理》圖解版，讓你練氣養生更輕鬆上手。

圖解 氣的原理

湛若水 著

10週年暢銷紀念版

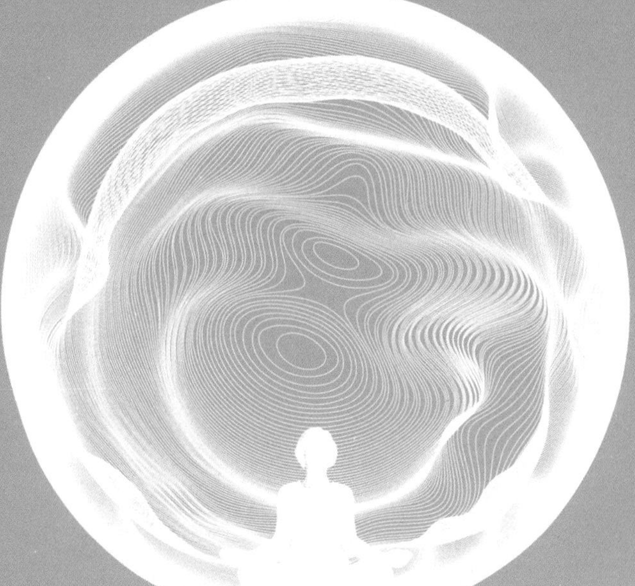

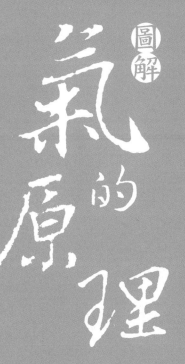

圖解 氣的原理

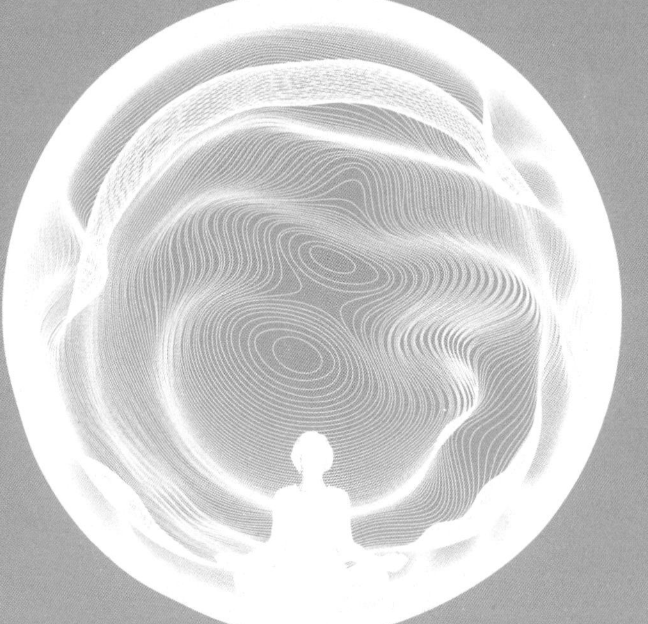

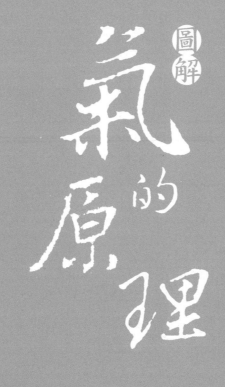

Aura Chakra Image丹輪能量攝影

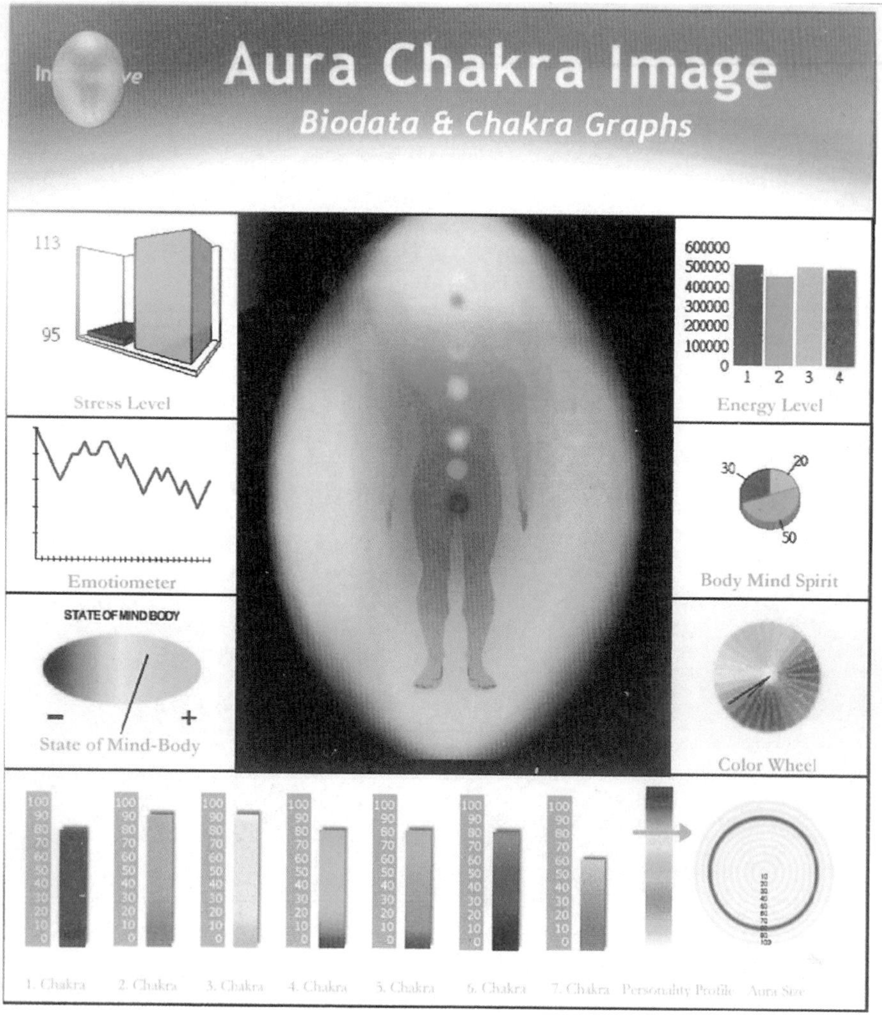

影像之彩度及亮度依身心狀況而變化，彩度及亮度愈高，表示身心狀況愈佳。

圖解**氣**的原理

目錄

第三章 練氣化精

序言

何謂養生？一言以蔽之，「預防勝於治療」是也。在健康之時每天花一個小時練功，對照生病之後每天花一個小時復健，前後兩者在生理、心理上的感受有著天壤之別，相信各位讀者都會做出明智的選擇。

養生的原理為何？蘇東坡在《上皇帝書》中闡述養生理論：「人之壽夭在元氣。」意指元氣是健康及壽命的主宰。中華文化有一項最寶貴的遺產，那就是「養氣」的功夫，「養氣」即是培養自身的能量。以現代科學的眼光來看，生命之所以能夠存活，必然需要外界能量的供應，總之，任何養生行為的宗旨皆在「調整身體的能量」，疾病來自能量的失衡，唯有瞭解如何鍛鍊身體的能量，養生才有憑據。

如果疾病是我們人生路途中勢將遇到的猛獸，我們應該如何捍衛自己呢？拙作《氣的原理》以及《內經呼吸養生法》即在探討氣的運作規則，讓我們瞭解如何武裝自己、免受疾病攻擊，而且還可以找到青春長駐的方法。這兩本書，前者在解析「能量是什麼？」，而後者在研究「能量怎麼運作？」，相信讀者們讀過之後，對於傳統的養生術應該有了概括的瞭解。

筆者以推展氣功的義工自居，因為古傳道書丹經玄虛難解，筆者長期研讀道家前輩著作，並親身練功體驗，數年來與氣功同好切磋討論，一心探討練氣的原理，期能知其然並知其所以然。筆者認為，在二十一世紀的現代，唯有走出口傳心授的窠臼，朝著大眾化的普傳方向前進，老祖宗的智慧才能免於失傳的命運。

根據與讀者互動的經驗，大家的反應還是覺得《氣的原理》一書有點深奧，許多讀者已讀了三、四遍，而且每次重讀都會有新的領悟，這是正常的現象，因為佛理、道理大部分是悟出來的。

但是，大家在留言板上討論的內容，卻以穴道的位置、練功的姿勢以及練功所產生的反應占據較多的版面，有鑑於此，便產生了編撰「圖解版」的構想。筆者認為：如果書中提供圖表對照，再加上一些與全書內容相關的背景知識，必定能夠大大的提高閱讀的方便性，有助於讀者對書籍的瞭解。

在瞭解氣的原理之後，還必須能夠劍及履及的練功。天下事或許別人都可以幫上忙，唯有養生必須靠自己，老年社會已經來臨，希望能夠看到人人都在愉快的練功，而不是忙著到醫院掛號看病。

《圖解氣的原理》能夠出版，要歸功於商周出版的編輯團隊精心為本書繪製了許多精緻的圖表，使得本書更加脈絡分明，易讀易懂，我在此表示萬分的謝忱。

第一章

氣的原理之探討

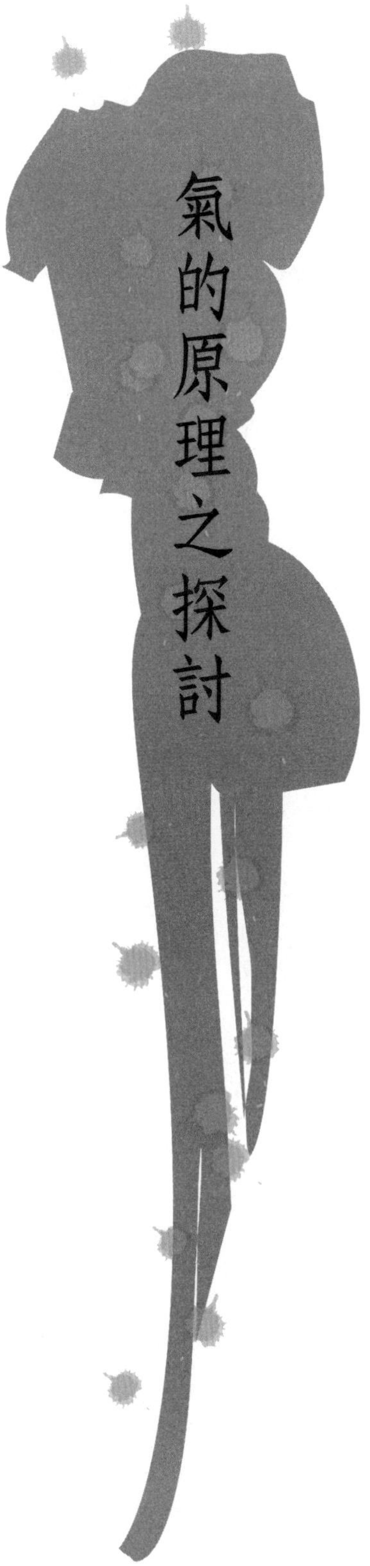

01 養生之道重現學習風潮

近數十年來，全世界學習氣功的風氣非常普遍，如果將靜坐、導引、運動、瑜伽、武術、修道、修禪等項目涵蓋在廣義的氣功裡面，這個族群的人數確實極為龐大。現代許多人寄望古老的養生之道能為自己帶來健康。

目前練習氣功的人數雖然眾多，但大多數人對於氣功仍是一知半解，雖然知道練氣功能強身治病、減輕壓力甚至能修心養性，但若問何以致此？大概每個人都只能瞠目以對，缺乏明白的概念。古真云：「明其理也，修其道也。」練習氣功最好能夠明白其中道理，「知其然並知其所以然」不但不容易練錯，而且練起來也將事半功倍。

古人說：「假傳萬卷書，真傳一句話。」前人遺留下來的修練典籍雖然堆積如山，但想要從書中瞭解氣功卻是一件相當困難的事，古書中不但充滿迷語隱言，玄虛難解；而且大都是有法無訣，缺乏詳細的練功步驟說明，未經明師指點，實在無法瞭解古人所說的那些抽象文字的真正涵義。況且，有些口傳心授的修練、養生祕訣，經過漫長歲月以及人事變遷的洗禮，這些寶貴的文化遺產很可能會失傳，殊為可惜。

物理學家卡普拉（Fritjof Capra）在《不尋常的智慧》一書中說：「我覺得東方的思想家對一切已經了然，如果我們能夠將他們的答案翻譯成我們的語言，那麼我們所有的問題就有解答了。」現代醫學家也已發現，古人的智慧足堪我們借鏡。對於現代人而言，最大的希望是有人能把道書翻譯成我們聽得懂的白話，讓大家易於理解、易於學習，藉此增進人類的健康。

02 能量的世紀即將來臨

人類從事靜坐、導引、運動、瑜伽、武術、修道、修禪等等活動，其目的無非為了獲得健康及提升性靈。想要達到這個目的，其關鍵在於「能量的改變」，因為弱化、劣化的能量是造成身心毀壞的主因，唯有能量得以強化、優化，才能打造一個健康完美的身心。

美國醫學家沙飛加．卡拉高拉（Shafica Karagulla）博士在他的著作《突破創造力》一書中說，人類本身是各種能量的結合體，包括物理能量（Physical Energy）、生理能量（Biological Energy）、心理能量（Psychic Energy）。沙飛加博士將人體能量分為三個層次的學說，與道家將人體能量分為精、炁、神層級的理念不謀而合，由此推知，西方所說的「能量」，與東方所說的「氣」涵意相同。

早在十九世紀初，德國人哈尼曼（Samuel Freidrich Hahnemann）發起同類療法（Homeopathy），又稱為順勢療法，是一種非僅治療其所患疾病本身，而是順著患者病情之趨勢，利用動物、植物、礦物的能量給與徹底根治的整體治療，由此開啟了能量治療的濫觴。近十幾年來更有許多西方醫學家投入「能量醫學」的研究，並已發現中醫的經絡學說中之能量運作的軌跡，試著利用生物能診療法，配合電腦儀器來檢測人體各器官的細胞電荷，以做為診療的依據，使得部分西方醫學家逐漸擺脫藥物與細菌之間永無止盡的軍備競賽，開始注重肉體與能量的整體醫療。

沙飛加博士除了將人身能量加以分類之外，他並指出，人的本身也是一個獨立的能場，而且在浩瀚無邊的宇宙能量之海中，人體內身與外境是不可分割、互相交流的。依據近代生物學的觀點，生命存在於一個活的有機體中，而這有機體必然是一個能與體外交換能量與物質的開放系統，生命體必須要有外來能量的持續輸入，始能保持體內結構的秩序性。

人體所蘊含的「能」，對現代西方科學家而言，仍是一個尚且無法完全瞭解的謎，對生物場（biofield）的研究不過還在萌芽時期。在科學家的眼中，氣中含有一些「未知的能量」，諸如生物電、生物磁，有些人將氣稱之為「具有感情，可

能量

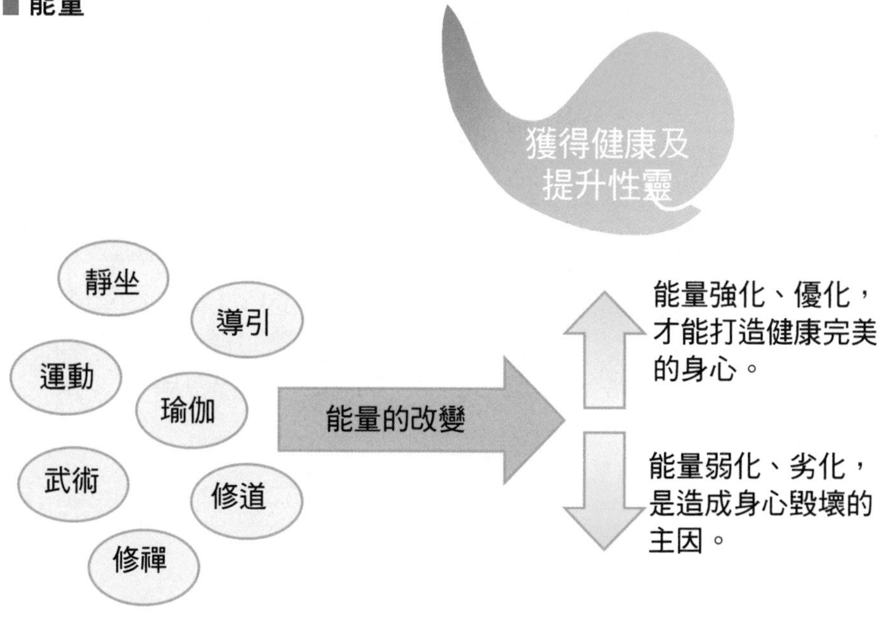

以利用意識控制的能源」。

根據科學家的認知，截至目前為止，只有少數人能夠藉由冥想或其他方式的訓練法來控制氣並利用氣。明朝袁了凡《攝生三要》說：「人在氣中，如魚在水中。」道家對於氣的研究與修練卻已持續了幾千年，在長期的勤修苦練當中體會了「人與天地之間能量互相開放、互相交流」的道理，並歸納出各種練氣、養氣的「心法」，可以積蓄能量、變化能量、操控能量。

為了追求真理，西方人是透過實驗證明，東方人是透過意識提升為手段，這是東西文化的根本不同之處。一個東方的修道家呆坐整天，什麼事也不做，到後來居然能夠擁有各種神通，還能長生不老、成聖成仙，這個現象實在很難取信於西方科學家。換個角度而言，人體能量之中的「心理能量」、「超感知覺」無形無色，甚至是跨次元的產物，西方科學利用儀器來觀察，勢必有其「工作範圍」的限制，就像電腦與人腦畢竟不同的道理一樣，這就是東、西文化未能合流的最大因素。

基於科學界對於人體能量廣泛而深入的研究，期望能量的奧祕在不久的未來能夠真相大白。有人斷定二十一世紀是「能量」的世紀，對於人體能量的研究將獲得重大的突破，人類文明的進步亦將一日千里。

西方的「能量」與東方的「氣」之比較

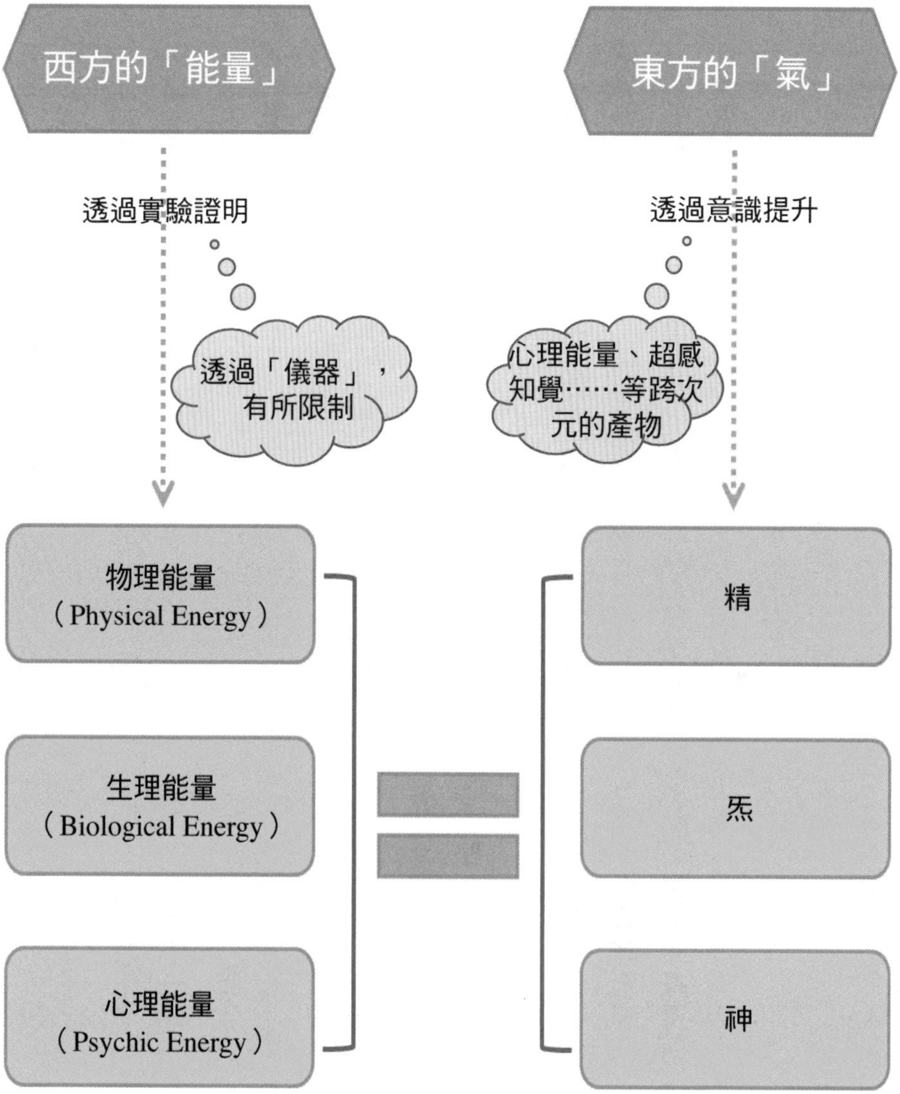

03 氣功領域包羅萬象

孟子說：「我善養吾浩然之氣。」孟子這句話，不但今人不太在意，古人也不太在意。今人不太在意的理由是不知道孟子在說什麼；古人不太在意的理由則是因為遠至老、莊，近至曾國藩、梁啟超，幾千年來不但達官士子、道士僧尼甚至平民百姓，靜坐的人比比皆是，所以養氣是古人司空見慣的事。直到近代接受西洋文明之後，靜坐養氣的人才逐漸變少了。但是，不可否認的，「氣」這個字是五千年中華文化的精髓。

「氣」是什麼？孟子又說：「氣者，體之充也。」大家對這句話也沒什麼概念，但是，如果將孟子這句話改為：「電者，體之充也。」大家就聽懂了，為身體充電，與我們為手機充電的道理沒什麼兩樣。其實，我們練氣初期所攝取的能量，其性質的確與電的性質甚為相似。總之，氣是主宰生命的能量，年輕體強活潑皆因氣盛，年老體弱多病皆因氣衰，因此，練氣是維護健康的關鍵途徑。

大多數人對於氣的概念並不清楚，只知道練氣功可以增進健康。其實，「氣功」這兩個字在古代道書丹經鮮少出現。上個世紀四十年代初期，中國大陸開始有人在

「氣」是什麼？

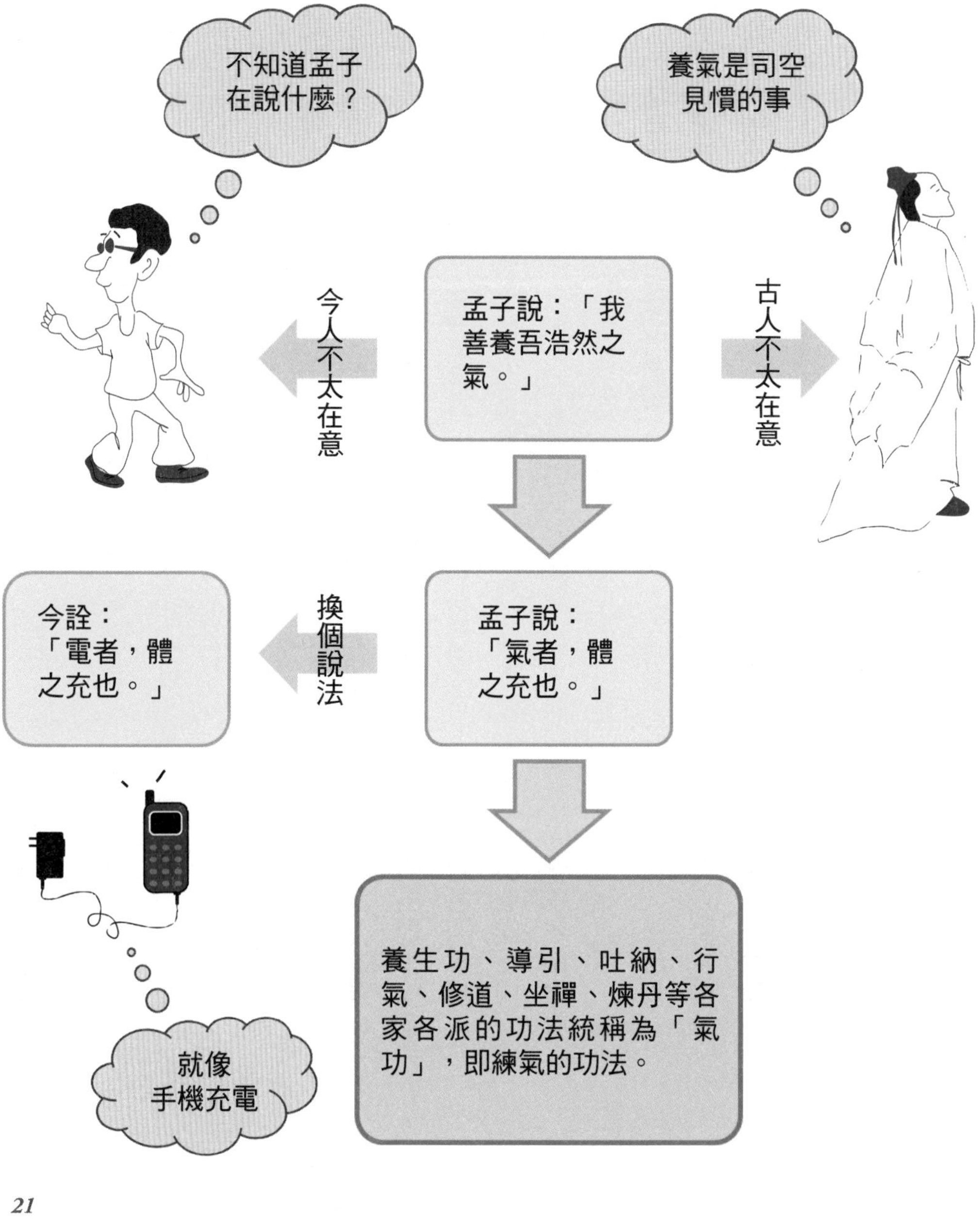

不知道孟子
在說什麼？
養氣是司空
見慣的事
孟子說：「我
善養吾浩然之
氣。」
今人不太在意
古人不太在意
孟子說：
「氣者，體
之充也。」
換個說法
今詮：
「電者，體
之充也。」
養生功、導引、吐納、行
氣、修道、坐禪、煉丹等各
家各派的功法統稱為「氣
功」，即練氣的功法。
就像
手機充電

武術、醫療的著作中使用氣功的字眼，直到一九七九年七月中國國務院召開「中國氣功彙報會」，始予氣功正式定名，並將養生功、導引、吐納、行氣、修道、坐禪、煉丹等各家各派的功法統稱為「氣功」。

如此一來，「氣功」變成一個包羅萬象的名詞。一九五三年中國劉貴珍出版了《氣功療法實踐》一書，他在書中給氣功下的定義是：「『氣』是代表呼吸的意思；『功』就是不斷地調整呼吸及姿勢的練習。」但是這個解釋並未獲得太多的認同，許多專家都指出這個定義的缺陷，著名的養生家蔣維喬就說：「其實現在大家講的氣功，就是古代的養生法。」換句話說，劉貴珍將「氣」定義為「呼吸」，是一種狹義的解釋，根據我們最粗淺的認知，「氣」最少包括精、炁、神三種不同的層級，而呼吸所得的能量與練命、養生較為相關，並不能涵蓋三種氣的層級，因此曾任中國道教協會會長的陳攖寧在一九五七年寫的書中主張「氣功」應專指「練氣的功法」，應該與「練炁的功法」、「練神的功法」區隔開來。

根據道家「練精化氣，練氣化神，練神還虛」這個修練公式加以檢視，我們可以得知：修練會造成能量的改變，換句話說，精、氣、神三者的成分、功能各自不同，精不等於氣，氣也不等於神。近代科學家測知腦波分為許多等級，各個等級的腦波頻率不同，可見在人體中運作的能量並非一成不變。

「氣」的層級

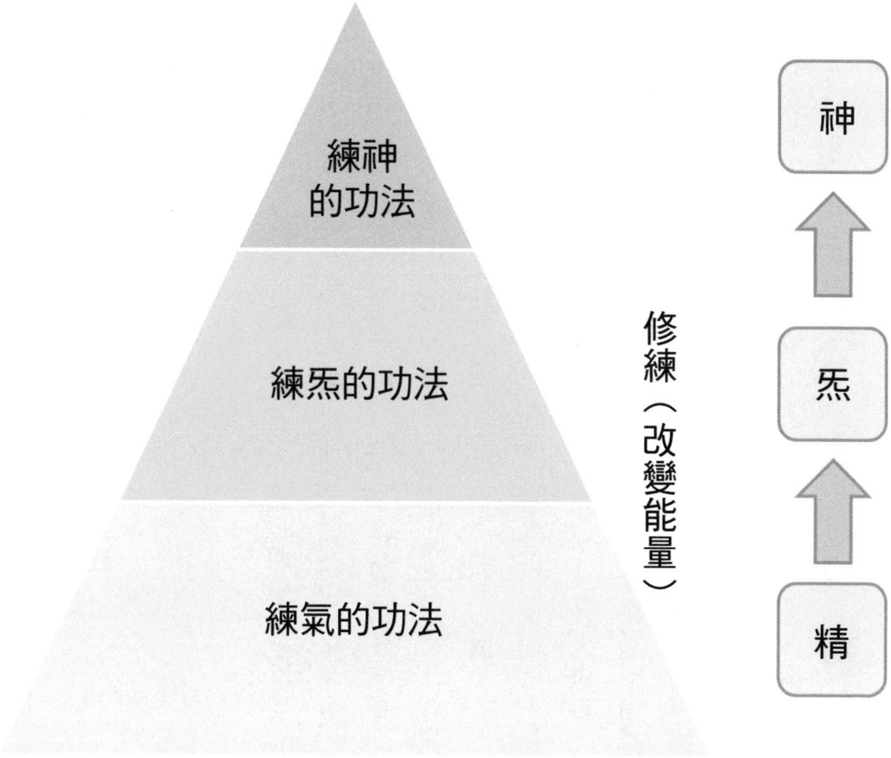
練神
的功法
練炁的功法
練氣的功法
修練（改變能量）
神
炁
精

04 科學家眼中的氣

自十九世紀中葉起，西方科學家即開始投入超心理學（ESP）的研究，尤其在美國杜克大學的萊恩博士（B. Rhine）成立超心理學研究所之後，更在全世界掀起研究特異現象的風氣。直到目前，氣功研究仍脫離不了特異功能的範圍，可謂走錯了方向，這一類的研究如催眠、轉世、彎曲鐵器、手指識字等，往往只能測知現象，無法得知真相。研究氣功還是應該從最基本的成分——「氣」著手。

其實，對於氣（人體能量）的研究，西方科學家早在進行。長久以來，科學家大都用 aura 這個名詞來形容人體周圍放射出來的光冕，後來也有人稱之為人體能場（human energy systems）。自二十世紀三十年代起，許多科學家相繼投入了人體能場的研究，尤其在克里安照相術發明之後，由於人體氣場可以顯影觀察，更使此類的研究向前邁進一大步。本迪特（Bendit）夫婦更對人體的氣做了清晰的形象化描述，指出氣是由互相垂直的能流組成的，就像電場總是與相關的磁場垂直一樣；他們還發現人體各部有許多漏斗狀的場漩渦，稱為查克瑞（Chakra），亦即密宗、瑜伽所謂

圍繞著全身氣場不斷流動的環行能流

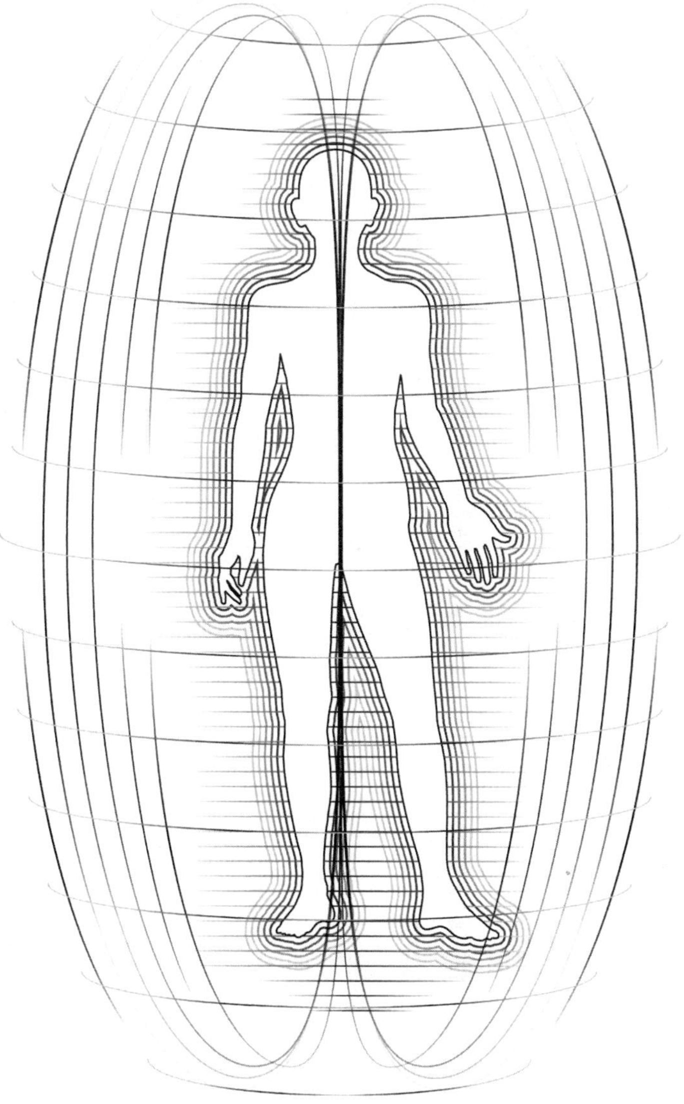

的「丹輪」或道家所稱的「穴道」。

環繞人體的靈氣，看起來像似一個由組織複雜的發光霧氣構成的卵狀團塊，科學家將之稱為金蛋（the auric egg）。西藏喇嘛羅桑倫巴在他的書中也曾提到這個人體的環形氣場，中國道家則稱這個環形氣場為「金光體」，它有趨避邪魔、保護人身的作用。此外，目前的人體能量攝影（Aura Photo）已頗為進步，不但能夠攝得丹輪的光彩明暗，也可以根據各個丹輪的強弱判知受測者的心理狀態。科學家也發現，人體的氣看起來是通過查克瑞的旋轉漩渦進出的，人體發生病變或功能失調時，相應部位的丹輪就產生異常和紊亂，能量也會減弱。這些丹輪還會受情緒和心理狀況所影響，使其色彩及強度發生變化。

為什麼丹輪會呈漩渦狀呢？就像颶風形成的原理一樣，氣旋轉時，順時針旋轉產生吸力，反之，逆時針旋轉時產生排力。練氣功的時候，我們可以用意念將氣以順時針旋轉進入身體，也能以逆時針旋轉將氣排出身體。為了要加強能量的吸取，我們會利用念力使穴道旋轉得快一點，以吸取更強的能量。

在西方科學家眼中，到底氣的成分為何？經過全世界許許多多學術單位不斷的研究，科學家們以各式各樣的儀器加以檢測，在物理、生理、數學上發現不少有關於氣的基本分析。截至目前為止，科學家的研究成果大約可以分為下列幾項：

人身七個丹輪的位置

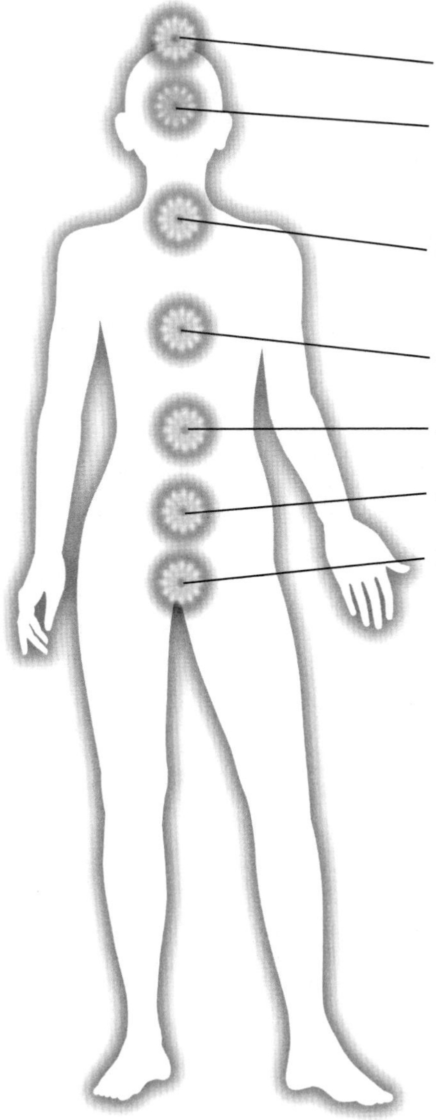

（一）物理效應方面

1. **紅外輻射效應**：上海原子核研究所曾做過一個實驗，發現氣功師所發的氣含有一種「受低頻漲落調制的紅外輻射」，但其能量功率只有十分之幾微瓦（μw），遠不及理療用紅外輻射幾十瓦到幾百瓦的能量功率，但氣功師發功的能量雖低，治病效果卻遠超過理療儀器。

2. **低頻磁場效應**：北京工業學院測出氣功師的發功部位有一點二五～四高斯的磁場強度，而且氣功師在發出磁場信息時，常伴隨一些特異現象，例如頭部可經得起鋼條猛擊，針刺不痛、不出血，亦即能使本身及他人痲醉。

3. **次聲效應**：次聲波（infrasonic wave）是低於十六赫茲、人耳聽不到的聲波，可傳千里之遠。中國徐州醫學院實驗測出，氣功師入靜時穴位能發出九～十赫茲的次聲波。

4. **靜電效應**：一般生物組織不顯示電特性，但實驗測出氣功師的穴位有靜電效應。

5. **液晶效應**：人體細胞膜具有液晶結構。中國大陸清華大學在一九八三年實驗，氣功師對著液晶發功時，可以改變液晶的雙折射發生不同的變化，改變液晶中的分子排列，據此推衍，氣功有可能影響細胞內外物質和能量的運輸過程。

西方科學家有關於氣的基本分析1：物理效應

紅外輻射效應	•氣功師所發的氣能量功率只有十分之幾微瓦（μw），治病效果卻遠超過幾十瓦到幾百瓦的能量功率的理療儀器。
低頻磁場效應	•氣功師發功部位有1.25～4高斯的磁場強度，常伴隨一些特異現象，能使本身及他人麻醉。
次聲效應	•低於16赫茲、人耳聽不到的聲波，可傳千里之遠。氣功師入靜時穴位能發出9～10赫茲的次聲波。
靜電效應	•氣功師的穴位有靜電效應，一般生物組織不顯示電特性。
液晶效應	•人體細胞膜具有液晶結構。氣功師對著液晶發功時，有可能影響細胞內外物質和能量的運輸過程。

（二）生理效應方面

1.腦波：氣功能使腦部 α 波有序化增強，令大腦功能處於全腦共振的狀態，使人對內部器官的主動控制成為可能。

2.新陳代謝：根據美國哈佛大學的測試，練氣功時耗氧率下降十六％，二氧化碳排出量降低一四點六％，心跳率每分鐘平均減少五次，心血輸出量降低二十五％，乳酸濃度下降二十六％，顯示練習氣功能減緩新陳代謝，降低人體能量之消耗。

3.皮膚電：練功者皮膚電阻值遠高於一般人，顯示練功者自律神經較具穩定性。

4.體溫：上海第六人民醫院測試，練功者可使體溫上升，也可使體溫下降。

5.血液循環：在練功狀態下，意守部位血流量明顯增加，顯示氣功師可以按照自己的意念，使身體各部分的血流量發生重新分配；另外的測試得知，練功也能使膽汁、腎上腺素的分泌量增加。

6.生化參數：練功可使血液的PH值、血漿皮激素濃度降低，能夠延緩老化，增強免疫力。

7.人體能量：德國物理學家舒曼（W. O. Schumann）認為，地表與天空電層之間的球形蒼穹之處，相當於電學上所謂的空穴諧振器，其諧振頻率約在八～十赫茲之間，稱為「舒曼波」，氣功師發功時腦波維持在十赫茲以下，能與之發生諧震，有人認為舒曼波就是「先天氣」。日本東京大學笠松章與平井富雄兩位博士也做了一項實

西方科學家有關於氣的基本分析2：生理效應

腦部α波有序化增強	•令大腦功能處於全腦共振的狀態，使人對內部器官的主動控制成為可能。
減緩新陳代謝	•練氣功時耗氧率下降16%，二氧化碳排出量降低14.6%，心跳率每分鐘平均減少5次，心血輸出量降低25%，乳酸濃度下降26%，可降低人體能量之消耗。
皮膚電阻高	•練功者皮膚電阻值遠高於一般人，顯示練功者自律神經較具穩定性。
可控制體溫	•練功者可使體溫上升也可使體溫下降。
促進內分泌循環	•練功狀態下，意守部位血流量明顯增加。 •練功也能使膽汁、腎上腺素的分泌量增加。
生化參數降低	•練功可使血液的PH值、血漿皮激素濃度降低，能夠延緩老化，增強免疫力。
增強人體能量	•空穴諧振器的諧振頻率約在8～10赫茲之間，稱為「舒曼波」。 •氣功師發功時腦波維持在10赫茲以下，有人認為舒曼波就是「先天氣」。 •禪定中的僧人，10赫茲左右的α波會頻繁出現。

驗，發現禪定中的僧人，十赫茲左右的α波會頻繁出現。

（三）醫療效應方面

1.癌症：北京的一個療養院教授病人練氣功治療癌症，有效率高達八十九%，根據許多研究單位的實驗，證實氣功可以抑制、破壞癌細胞的生長。

2.免疫：經實驗證實，氣功可使細菌的菌體腫脹、破裂及溶解，抑制細菌的生長。因此，經常進入氣功態可將免疫力發揮到極致。

3.慢性病：各醫院採用氣功療法，證實氣功對治療高血壓、脈管炎、胃潰瘍、癱瘓等慢性病有顯著效果，這方面的實驗報告多得不可勝數。

由上述的說明得知，科學界的氣功研

不同意識所產生的不同腦波

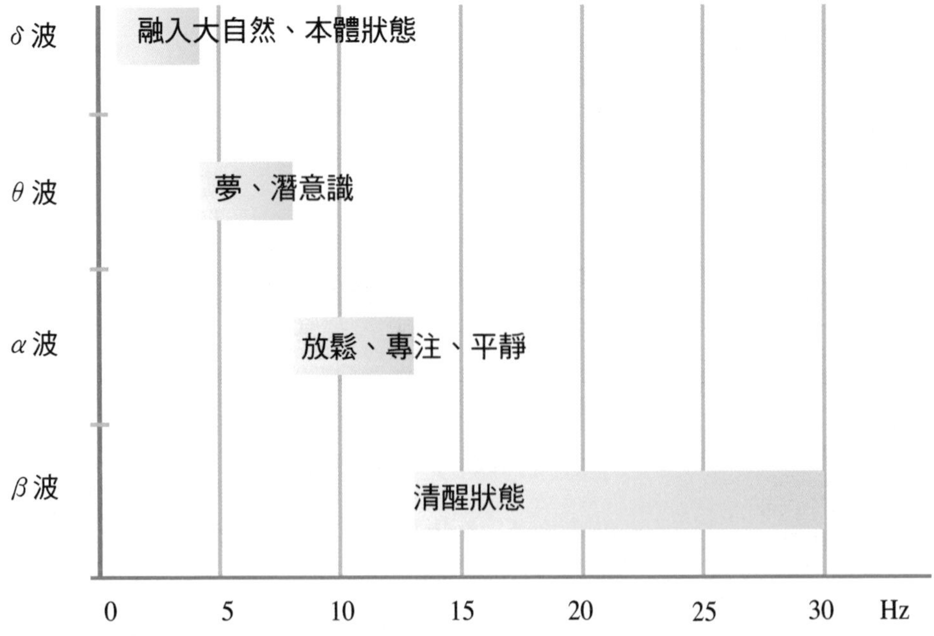

究相當積極，對於氣功呈現在物理、生理上、醫學上的一些效應，幾乎已完成了全面性的檢測及實驗，尤其在氣功治病的範疇更投入大量的人力物力，其效果也獲得大多數人的肯定。

近代科學研究氣功的歷史將近一世紀了，現在我們應該讓氣功走出實驗室，勇敢的步入實踐的階段，科學家和醫學家的研究方向應由「氣功是什麼？」改為「如何練氣功？」，也就是由「知其然」進步到知其所以然，期能早日實現氣功造福全人類的理想。

西方科學家有關於氣的基本分析3：醫療效應

治療癌症	• 氣功可以抑制、破壞癌細胞的生長。
發揮免疫力	• 氣功可使細菌的菌體腫脹、破裂及溶解，抑制細菌的生長。因此，經常進入氣功態可將免疫力發揮到極致。
治療慢性病	• 對治療高血壓、脈管炎、胃潰瘍、癱瘓等慢性病有顯著效果。

05 氣的研究須先確立方向

「氣」的研究應如何著手呢？綜觀道家典籍的言論，所有的先賢幾乎都以「練精化氣，練氣化神，練神還虛」做為「修行課程階段」。在玄學的領域裡，這個公式算是古人留給我們最「科學」的指標，它告訴我們：氣的成分可分為精、氣、神三級，經過修練，精可以變化為氣，再由氣變化為神。仔細加以分析，這個練氣公式透露了以下的涵義：

從文字上觀察，這個公式包含了三個重點：（一）「練」這個字就是再製、精製的意思，因此，第一：我們要研究精變成氣、氣變成神的過程和方法；（二）「化」即是變化、轉變，不管是質變或量變，前者與後者必有不同之處，因此，第二：我們要研究精、氣、神三者之間的成分有何差別；（三）我們花了好多功夫將氣練之化之，三者之間的功能必有所不同，否則不必這麼費事，因此，第三：我們要研究精、氣、神各有什麼功用？分別會對人類產生什麼影響？如果把這以上三個重點研究清楚，氣功的原理就可以真相大白。

研究任何學問，都必先具備這門學科的基礎訓練。一般學科可以透過大量的閱讀、實驗或師長的傳授完成基本訓練，但是，研究氣功的「築基」方法跟一般的學科不一樣，「氣」不但無從觀察，而且很難言傳意會，必須經過長期親修實練才能體悟什麼是精？什麼是氣？什麼是神？而且練功的「心法」也必須自已實踐才能發生作用，況且，古真云：「命功靠師父，性功靠自悟。」修練到高段功夫，甚至沒有任何道路可以遵循，全靠自己領悟。

另一方面，我們在闡釋氣功之時，如何證明我們講的理論是對是錯？我認為我們應該拿古代道書來相互印證，因為古代道書的內容，大都是古人修練有成之後留下來的寶貴心得；易言之，這些內容是先人實修之後的紀錄，由於幾千年來每本道書談的道理都大同小異，可見修練的方法有其規則。我們

氣的研究重點

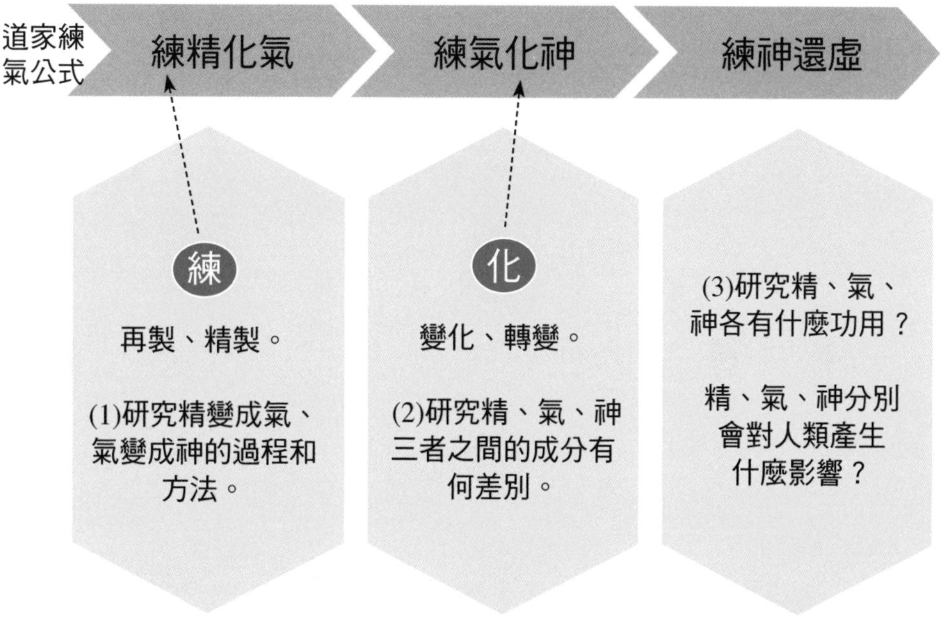
道家練氣公式
練精化氣
練氣化神
練神還虛
練
再製、精製。
(1)研究精變成氣、氣變成神的過程和方法。
化
變化、轉變。
(2)研究精、氣、神三者之間的成分有何差別。
(3)研究精、氣、神各有什麼功用？
精、氣、神分別會對人類產生什麼影響？

用白話解釋氣功時，必須援引道書中的理論來做佐證，才能證明我們的分析有憑有據，古今都有相同的體驗。

同時，我們也引用現代數學家、醫學家、物理學家的理論互相對照，證明氣功具有科學的正確性。其實，目前科學家的發現也已逐漸與玄學的領域交會，用科學理論做註腳來研究氣功，更有助於清楚描繪氣功的輪廓。

第二章

練氣的原則及方法

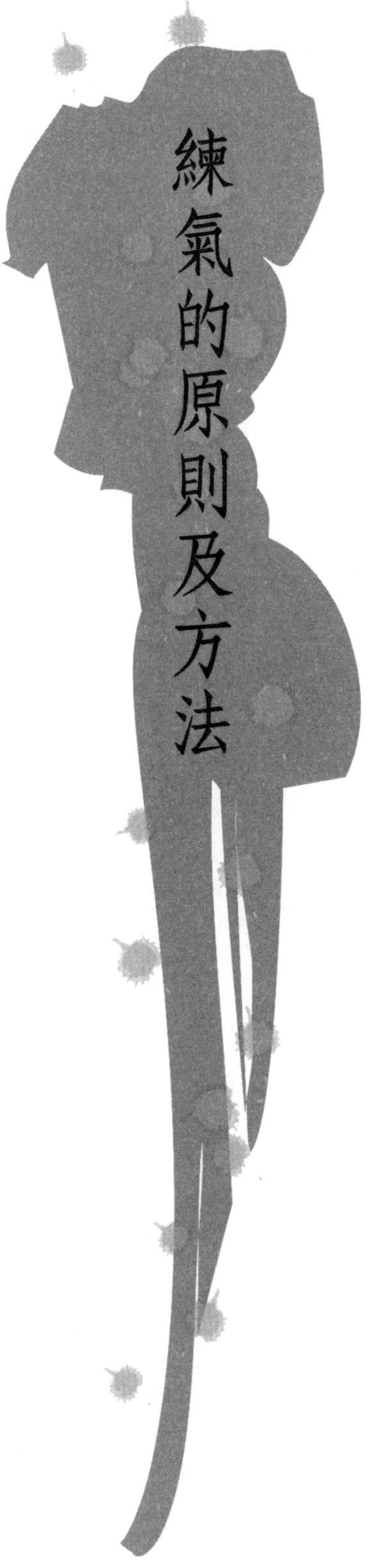

06 氣是什麼？

道家認為，氣是宇宙能量的統稱，但是它以三度空間為界限而區分為兩大領域：一是陰陽未判、父母未生之前的「先天一炁」；一是形成天地萬物之後的「陰陽二氣」。氣的研究，應由「陰陽二氣」的物質世界入手，進而探索「先天一炁」的能量世界。

《素問．寶命全形論》：「天地合氣，命之曰人。」《黃帝內經》指出，人是由天地陰陽之氣結合而成的，陰陽之氣即是造人的基本質素；戰國時代的名醫扁鵲在他分析醫理的專著《難經》中說：「氣者，人之根本也，根絕則莖葉枯矣。」人靠氣活著，氣對人而言，就像樹的根一樣，根敗了，生命跟著枯萎；這個道理莊子也說過：「人之生，氣之聚也，聚則為生，散則為死。」同樣指出人的生死，是源於氣的聚散作用。

東晉的葛洪精通修練養生之術，他在《抱朴子．至理篇》中也說：「夫人在氣中，氣在人中，自天地至於萬物，無不須氣以生者也。」被歷朝稱為神書的《太平經》也說：「元氣乃包裹天地八方，莫不受其氣而生。」這兩本書的內容都明白指出，萬

「氣」是什麼？

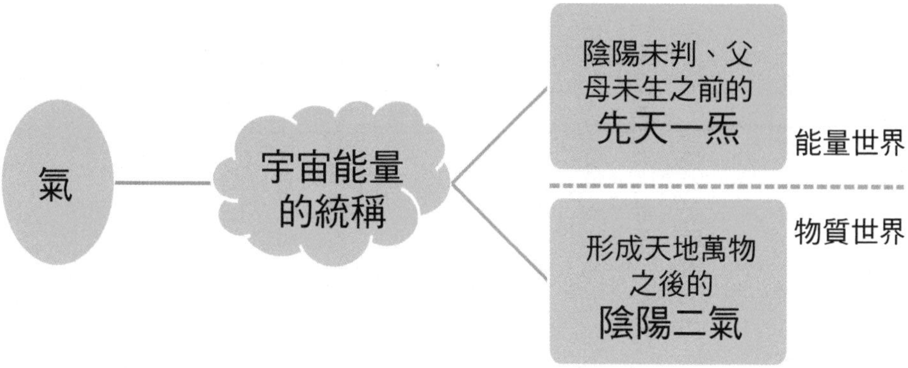

氣
宇宙能量的統稱
陰陽未判、父母未生之前的
先天一炁
能量世界
物質世界
形成天地萬物之後的
陰陽二氣

東方思想認為「人由氣生」

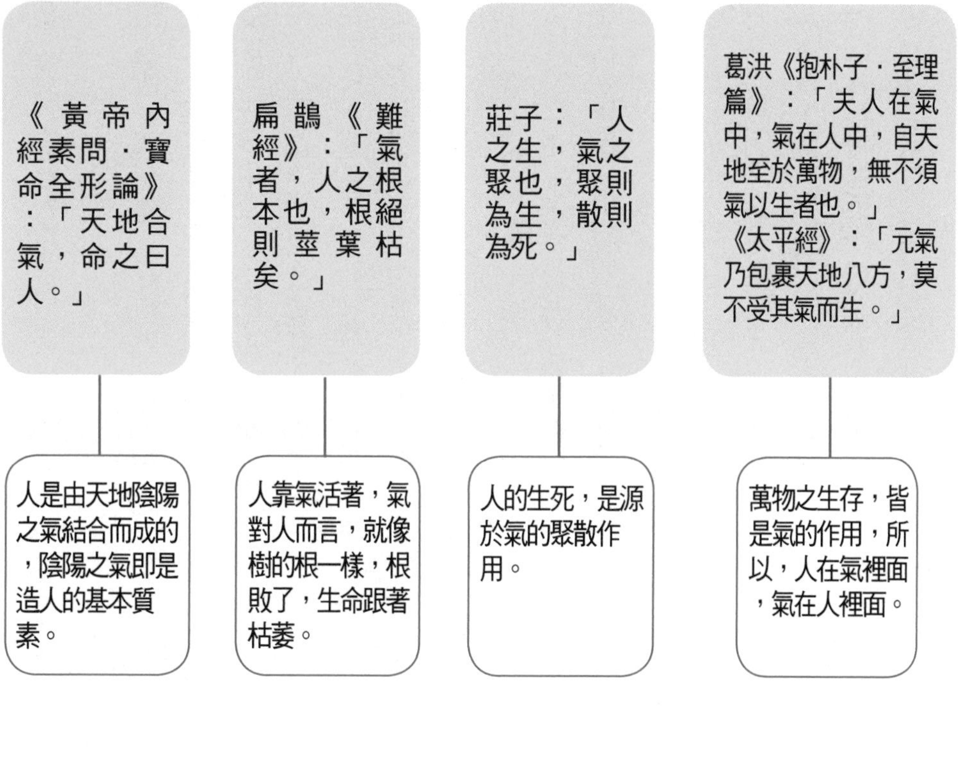

《黃帝內經素問．寶命全形論》：「天地合氣，命之曰人。」
人是由天地陰陽之氣結合而成的，陰陽之氣即是造人的基本質素。
扁鵲《難經》：「氣者，人之根本也，根絕則莖葉枯矣。」
人靠氣活著，氣對人而言，就像樹的根一樣，根敗了，生命跟著枯萎。
莊子：「人之生，氣之聚也，聚則為生，散則為死。」
人的生死，是源於氣的聚散作用。
葛洪《抱朴子．至理篇》：「夫人在氣中，氣在人中，自天地至於萬物，無不須氣以生者也。」
《太平經》：「元氣乃包裹天地八方，莫不受其氣而生。」
萬物之生存，皆是氣的作用，所以，人在氣裡面，氣在人裡面。

物之生存，皆是氣的作用，所以人在氣裡面，氣在人裡面，此即古真所云「天地大吾身，吾身小天地」的道理。

「人由氣生」的說法，與現代科學「物質是由粒子組成」的理論不謀而合。量子物理學家證明任何物質都是由一群運動不休的粒子所組成，這些帶有意識的能量粒子，即為中國古修道家所稱的氣，所以老子說：「有物混成，先天地生。」老子於冥想中觀妙得知，在還沒有形成天地萬物之前，宇宙間即充滿了「有物」，也就是現代科學所稱的波和粒子。當代理論物理學家弗里喬夫．卡普拉（Fritjof Capra）在《現代物理學與東方神祕主義》一書中說：「在中國的哲學中，道的術語隱含著虛而無形、能生萬物的場的觀念，而氣的概念即明確地表達了場的思想。」幾千年前道家所發現的道理，與現代科學的發現不謀而合，的確是人類思想史上的一項奇蹟。

中國人的生活可謂圍繞在氣的周遭，例如中醫醫理及養生之道即與氣有極密切的關係，認為氣在人體有推動、溫煦、防禦、固攝、氣化等作用，中醫所說的氣大都指的是體內生物能量的運化，與修道所用的氣略有不同，中醫所說的「氣」種類繁多，如正氣、邪氣、元氣、宗氣、營氣、衛氣……等。

宋．寇宗奭《本草衍義》說：「夫人之生以氣血為本，人之病未有不先傷其氣血者。」是氣血先出了問題，疾病才會跟著來，所以《靈樞．脈度》說：「氣之不得無行也，如水之流。」氣跟水一樣，一定要流動，否則就會污濁腐敗，成為致病之源；古代的日本人也認為疾病是因為氣出了毛病，所以把生病稱為「病氣」。幾千年前，

道家與現代科學的發現不謀而合

東方思想

人由氣生

老子：「有物混成，先天地生。」

- 老子於冥想中觀妙得知，在還沒有形成天地萬物之前，宇宙間即充滿了「有物」，也就是現代科學所稱的波和粒子。

＝

現代科學

物質是由粒子組成

當代理論物理學家弗里喬夫·卡普拉（Fritjof Capra）：「在中國的哲學中，道的術語隱含著虛而無形、能生萬物的場的觀念，而氣的概念即明確地表達了場的思想。」

- 量子物理學家證明任何物質都是由一群運動不休的粒子所組成，這些帶有意識的能量粒子，即為中國古修道家所稱的氣。

中醫的氣與健康的關係

名稱	涵義
元氣	•屬先天性的物質，由腎所藏的先天之精化生。 •元氣是身體所有生命活動的動力。 •元氣發於腎間（命門），並通過三焦循行全身。
邪氣	•凡內傷五情、外感六氣之加於人者，皆是邪氣。 •人體免疫力低下時，邪氣則「以強凌弱」令人發病。
宗氣	•指積聚於胸中的氣。 •由肺從自然界吸入的清氣和脾胃從飲食中化生的水穀精氣兩者結合而成。 •掌理心肺的營運及血氣的運行。
營氣	•是具有營養作用的氣，由脾胃運化的水穀精微所化生。 •與血一起運行於脈中，故有「營血」之稱。 •營氣為全身的生理活動提供營養。
衛氣	•衛氣是負責保衛及抵抗外邪的氣。 •可以被理解為身體免疫系統，能保衛身體免受疾病的侵襲。

《黃帝內經》一書即對氣的生成、運行、病理做了很深入的剖析，說明人體的生理現象、病理變化均與氣有著十分密切的關係。

總之，練功的初級功法「呼吸吐納」，是把體外的空氣吸到體內來，所以空氣是修練氣功的最基礎材料。我們要探討氣功，從空氣這個基礎材料著手追索，應該最為實際、最容易掌握。

07 呼吸是啟動身體能量的開關

藥王孫思邈說：「善養攝者，須知調氣焉。」這句話明白指出，懂得呼吸技巧，才配稱得上是養生達人。其實，修道與養生是同一件事，有句話說：「修道不成，幸得身體健康。」因為在入手階段都須由呼吸吐納練起，易言之，呼吸是啟動身體能量的開關。

《黃帝內經》說：「人始生，先成精。」精是構成人體的基礎能量，並認為懂得呼吸精氣的人才是真人，洞悉了呼吸的訣竅，甚至可以「壽敝天地，無有終時」。《莊子．刻意篇》說：「吹呴呼吸，吐故納新，熊經鳥伸，為壽而已。」莊子也認為，透過「呼吸加運動」這個公式可以令人長壽。

想要獲得健康，必須常保氣血旺盛，其最直接的途徑就是提升身體的攝能效率。從抗老醫學的觀點來看，從細胞層次阻止人體老化提早來到，乃是最根本的辦法。但是，我們應該如何維持細胞的生機呢？追根究柢的說，只要永續供應細胞充足的能量，細胞的活力就不致衰退。

道家長生之術的奧祕

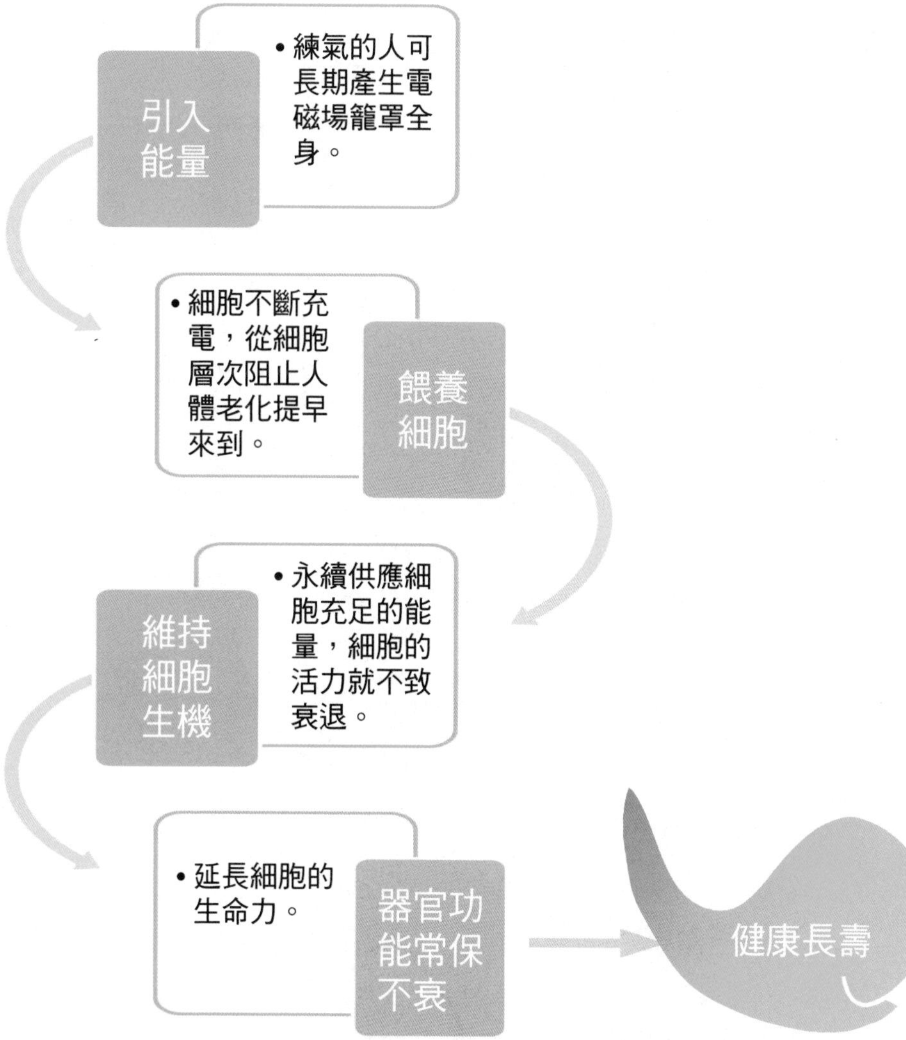
引入能量
•練氣的人可長期產生電磁場籠罩全身。
餵養細胞
•細胞不斷充電，從細胞層次阻止人體老化提早來到。
維持細胞生機
•永續供應細胞充足的能量，細胞的活力就不致衰退。
器官功能常保不衰
•延長細胞的生命力。
健康長壽

華盛頓郵報科學作家倫斯伯格（Boyce Rensberger）在《一粒細胞見世界》這本書裡面就提到，在「不斷引入外界的能量」的條件下，細胞是可以不死的。練氣的人如能長期產生電磁場籠罩全身，此時細胞不斷充電，達到經常「餵養細胞」的效果，可以延長細胞的生命力，器官功能也能長保不衰，此即健康長壽的根本之道，道家長生之術的奧祕盡在於此。

科學家一直在探尋生命場（life field）從何而來？有些科學家已經發現，人體場具有可變性，也就是能夠透過某些方法來改變人體場的結構和頻率，進而直接感應宇宙的能量，與宇宙溝通，並攝取宇宙的能量來提升身心。

呼吸的動作大部分是自動進行，由腦幹部位的呼吸中樞、肺泡的伸張刺激來控制，但是大部分的呼吸動作仍可以隨意控制。

氣功態

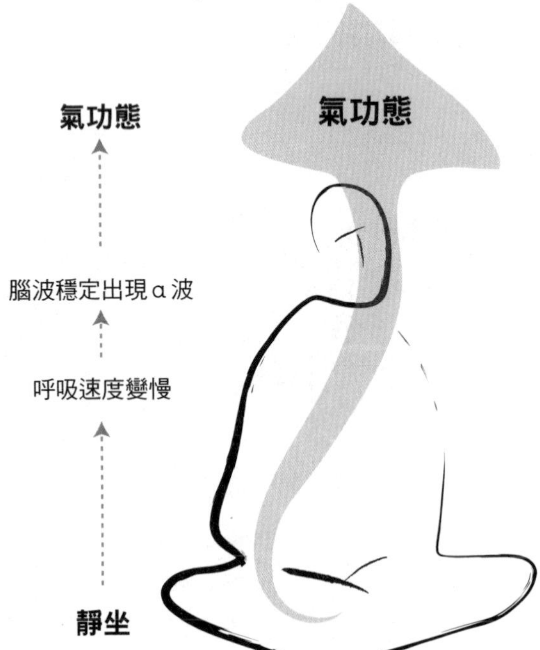

科學家對呼吸的作用做過一些實驗，一世紀前，美國心理學家威廉詹姆斯（William James）就設計了一種實驗來說明身與心的關係，證明呼吸可以反映出一個人的生理和心理狀態，只要呼吸形態一改變，身心狀態自然就跟著改變。比方說，呼吸速度如果降到每分鐘低於八次時，腦下垂體就開始完全地分泌；如果再降到每分鐘低於四次時，松果體就開始作用，身體也逐漸進入冥想狀態。這個現象顯示了一個道理：調整呼吸，即可調整身體能量的頻率，呼吸加快則能量趨向快波，呼吸變慢則能量趨向慢波。

說明白一點，透過呼吸技巧的改變，可以轉換「氣的種類」，例如靜坐之中當腦波穩定出現 α 波時，便很容易進入「氣功態」，這時肺部呼吸的功能降至最低，因為身體的能量已經由精轉炁，也就是由電場轉成磁場。身體電場大部分透過呼吸攝取，而

透過呼吸技巧的改變可轉換「氣的種類」

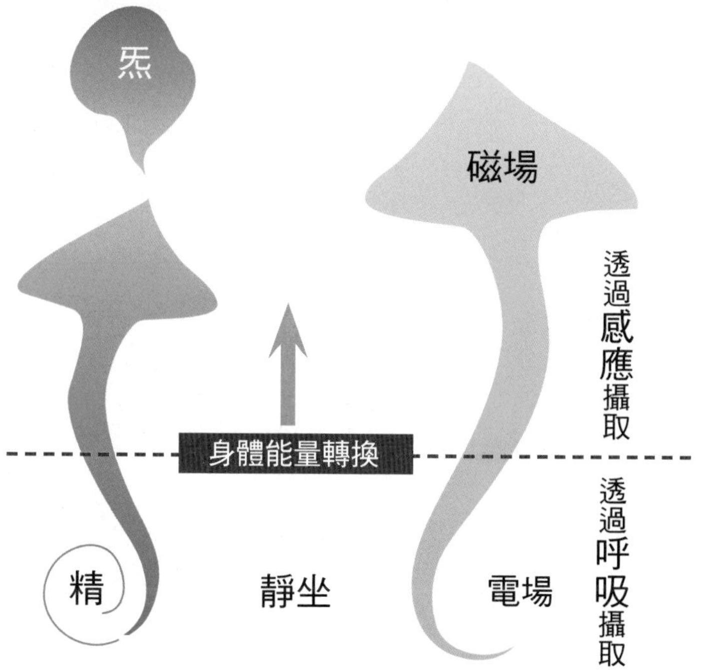

磁場則透過感應攝取。

要說明氣的層次及性質，從觀察胎兒的呼吸比較容易明白。胎兒在母體之中尚未啟用肺臟呼吸器官，而是經由臍帶與母體相連而獲得營養及氧氣，這時胎兒使用另一套呼吸系統稱為「胎息」，胎兒的穴道及全身細胞不斷的在旋轉吸氣，此一現象可由我們出生時頭髮便呈漩渦狀，手指頭、腳指頭都有圓形指紋得到證明，唐代道士施肩吾說：「天人同一氣，彼此感而通；陽自空中來，抱我主人翁。」即在說明此一原理。科學家也發現，初生嬰兒的觸覺感官的敏感度是很高的；反之，有少部分觸覺感官敏感度過低的嬰兒，不但感覺遲頓，肌力不足，而且可能出現生長遲緩的狀況。

現存最早的一部兒科著作《顱顖經》說：「凡孩子三歲以下，呼為純陽，元氣未散。」古代醫家認為幼兒為純陽之體，其呼吸尚且可與天地能量連通。科學家將人的腦波分為α、β、θ、δ四種，其頻率各自不同，宇宙波的頻率為七點五赫茲，胎兒與嬰兒的腦波都是七點五赫茲，可見胎兒與嬰兒的腦波與宇宙的能量是「天人相應」的。如果一個人能夠讓自己腦波的頻率降到七點五赫茲，基本上身上的細胞就不會老化，甚至還能像嬰兒一般增生，讓身體回復年輕。為什麼老師父能夠「鶴髮童顏」，就因為所攝取的能量使生命產生逆轉的現象。

腦電圖的四種波形

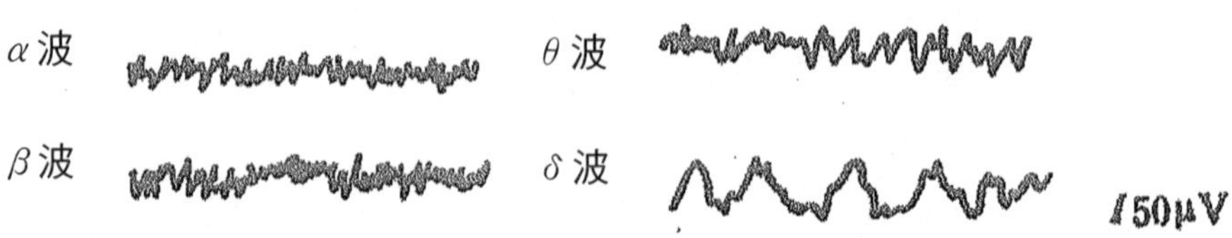

有些研究腦電圖的科學家以五歲以下的孩童為對象加以檢測，結果發現幼童的腦部都固定採取α模態運作方式，而非成人意識的β模態，這就是中國人所說的「赤子之心」。但是，隨著嬰兒年齡漸長，這種模態就漸漸消失了；不過成人也可以透過修練，重獲嬰兒腦波的模態。

人的出生點在肚臍，所以採自臍帶血的幹細胞是一群尚未完全分化的細胞，它具有製造體內任何類型細胞的潛在能力，只是肚臍在出生後就慢慢的退化，逐漸失去功能。但是，今天如果有人能夠經過長期修練，讓肚臍活化，重現嬰兒時期的功能，源源不斷的製造新的幹細胞，即可以扭轉生命的定律，此即道家所謂「歸根復命」的道理。

也許有人會說：呼吸還不簡單，誰不會？其實，呼吸之道非常深奧，縱使窮盡一生之力都還難以明其究竟呢。

08 呼吸吐納三元件

練習氣功既然最初都是由「呼吸」入手，那麼，我們就來研究如何才是正確的「呼吸吐納」。呼吸吐納這個功法一共包含了三個元件：一是修練的材料——氣，二是修練的部位——丹田，三是修練的動作——呼吸，若把這三個元件代換為工業製程來看，氣是原料，丹田是工廠，呼吸是製造過程。這三個元件看似簡單，但能瞭解其真正含義的人並不多，以下我們就針對呼吸吐納的三個元件給予個別分析：

第一個元件——「氣」

明朝醫家張景岳畢生攻讀《黃帝內經》甚有收穫，試於臨床，每每獲得良效，是理論與實際兼容並蓄的大醫家。在中國歷代的醫家裡面，他算是能把呼吸的功能說得最明白的一個，他說：「人之呼吸，通天地之精氣，以為吾身之真氣。」這個說法跟孟子的觀念並無二致。明朝時還沒有氧氣的概念，但張醫師指出，我們身體的能量是來自經由呼吸從外界吸進身體的空氣。張景岳在《類經》中說：「天之大寶只此一丸紅日，人之大寶只此一息真陽。」認為陽氣儲藏在腎裡面，又稱命門之火，人體精血之營運皆為陽氣的作用，就像溫暖的陽光為大地帶來生機一樣。

以上的理論，大家也許還不明白，現在我們就以科學的角度進一步加以說明：大部分的人在觀念裡都認為「氣」只有一種，其實依照頻譜的不同，氣分為許多等級，我們這裡要談的是練習呼吸吐納時，由鼻子從外界吸進丹田的氣，這是練氣最初級的原料。

道家通常把氣粗分為「先天氣」、「後天氣」兩大類。清代黃元吉曾於道光、咸豐年間在四川傳授養生術，門人將其講稿整理成《樂育堂語錄》一書，剖析練氣原理深入淺出，頗值得參考。黃元吉對後天氣的解釋為：「何謂後天氣？即人口鼻呼吸有形之氣。」所謂的「有形之氣」就是一般人練呼吸吐納時吸進身體的空氣，在中國道家的修練過

呼吸吐納三元件

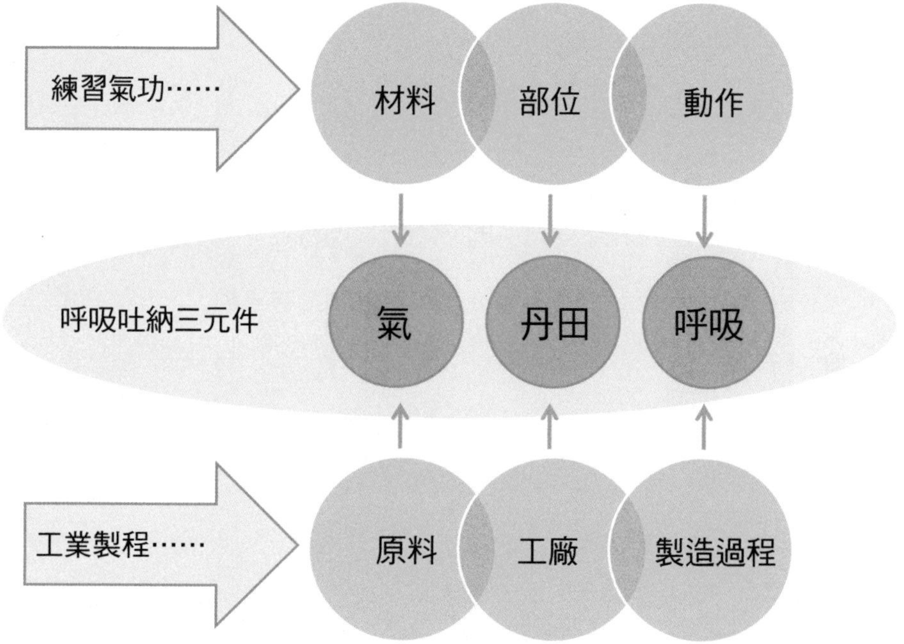

程中，藉著呼吸將氣吸進身體的動作稱為「服氣」。空氣的成分，可利用科學方式觀察的有氫、氧、氮、二氧化碳……，以及水蒸氣、微生物、塵埃，還有號稱空氣維他命的「空氣離子」等元素；這些有形有質的氣體吸進身體之後僅停留在肺部，並沒有通道進入丹田，那麼，進入丹田的到底是什麼東西呢？

現在，我們就來分析丹田裡的氣包括哪些成分。我認為，練氣的初期，丹田裡至少應該有下列三種成分的氣：

1.除了吞嚥食物時混入的一些空氣之外，食物進入大、小腸之後開始腐化，其營養為我們身體所吸收，但腐化的過程會產生一些廢氣，古人稱之為「五穀腥腐」，現代醫學家認為這是人體自體中毒的最主要來源。

2.動植物本來是有生命的，生物都有生物能，它也是另一形式的氣。我們消化動植物，同時也吸收了它們的生物能。

3.練習呼吸吐納吸氣時，由外界進入丹田的某種成分的「氣」。

這三種氣，前面兩種很容易明白，應無爭議，但第三種就很值得我們研究了。《樂育堂語錄》把這種後天氣也稱作「凡氣」，亦即凡人呼吸之氣，但是，凡氣的成分究竟是什麼呢？

呼吸吐納時吸進丹田的「氣」為一種含有火氣及動能的粒子，古修道家稱之為「元陽」。電、磁、能場能夠透過電介質傳導，元陽是一種能量，因此，人身雖沒有管道直通丹田，但是我們可以用心將這種能量穿透身體帶入丹田。至於心為什麼能

後天氣

進入丹田的氣

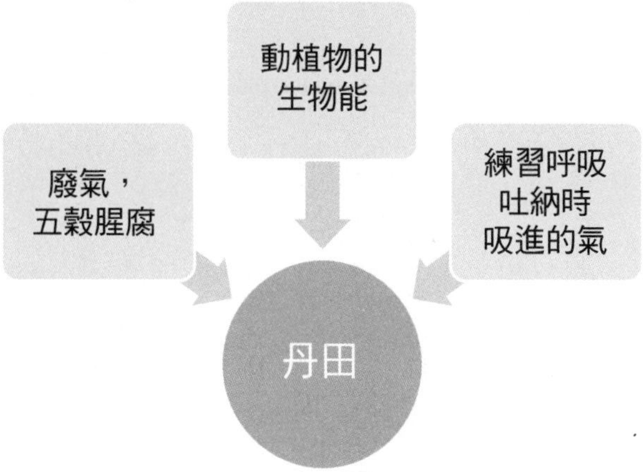

人口鼻呼吸有形之氣

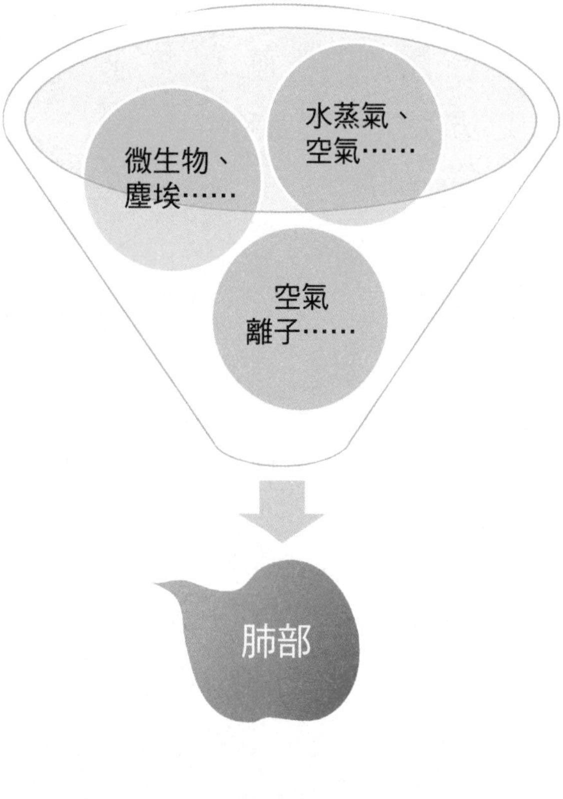

將元陽帶往丹田，我們留待下一章說明。

因為修道家避談初級功法，所以「元陽」這個練氣的初級材料甚少在道書中出現，在有限的資料中，我們看到黃元吉的《樂育堂語錄》一書中說：「學者下手之初，必要先將此心放得活活潑潑……，始能內伏一身之鉛汞，外盜天地之元陽。」這句話說明了練氣之初必須用心去降伏體內的氣，並且盜取天地間的「元陽」進入身體，這跟《黃帝內經》所說的「真氣」以及張景岳所說的「精氣」實屬同類之物。

此外，明代內丹學寶典《性命圭旨》也說：「煉精者，煉元精，抽坎中之元陽也。」這裡所說的「坎」是指丹田部位，練精是取用丹田中所儲存的「元陽」為材料。經由呼吸吐納吸進來的是後天氣，根據上面兩位前輩話中的涵意得知，我們吸到丹田的後天氣的成分即是元陽，這就是練精的材料。

至於「元陽」的成分究竟是什麼呢？《素問．陰陽應象大論》說「陰靜陽燥」，陽主動、主火，我們根據它的物質特性判斷就比較容易明白：裝一碗水放在通風的地方，它會慢慢蒸發乾涸；將洗過的衣服，晾在通風的地方比較容易乾；吃橘子時把剝下的橘皮放在室外吹風，不幾天就成了陳皮。這是什麼道理？道家認這是因為空氣中含有火氣的緣故，換句話說，就是空氣中蘊藏了富有電能、熱能的陽氣。

元朝的修道家俞琰說：「若無藥而行火候，則虛陽上攻，適是自焚其身也。」意指練氣初期，如果沒有調和陰陽的比例，吸了太多的元陽到丹田，沒有與元陰取得平衡，就會成為虛陽，火氣就會上升，等於引火燒身。清代伍柳派之一的柳華陽在

《金仙證論》也說：「升提太重則為邪火。」指出漫無止境的吸氣，將會變成一股難以控制的「邪火」，所以練氣不得當，也會為自己帶來麻煩。

網友經常問我：為什麼練呼吸吐納一段時間之後，嘴巴破了，臉上猛冒痘痘，口乾口臭，甚至全身燥熱難耐，感覺身體開始「上火」？此即陽氣累積太多所產生的現象。所謂上火，就是火氣浮動上升，空氣加熱會膨脹，氣的性質本就輕而上浮，何況是火氣？舉例而言，氣船重達數百公斤，熱氣卻可以將它推上天空。

丹田中的陽氣累積到一個程度之後，會形成一個帶有火氣的能場，有時候它會不受控制，離開丹田而上升，甚至在身體中到處亂竄，有人練功被氣團纏身就是這個原因。所以古

「元陽」的成分是什麼？

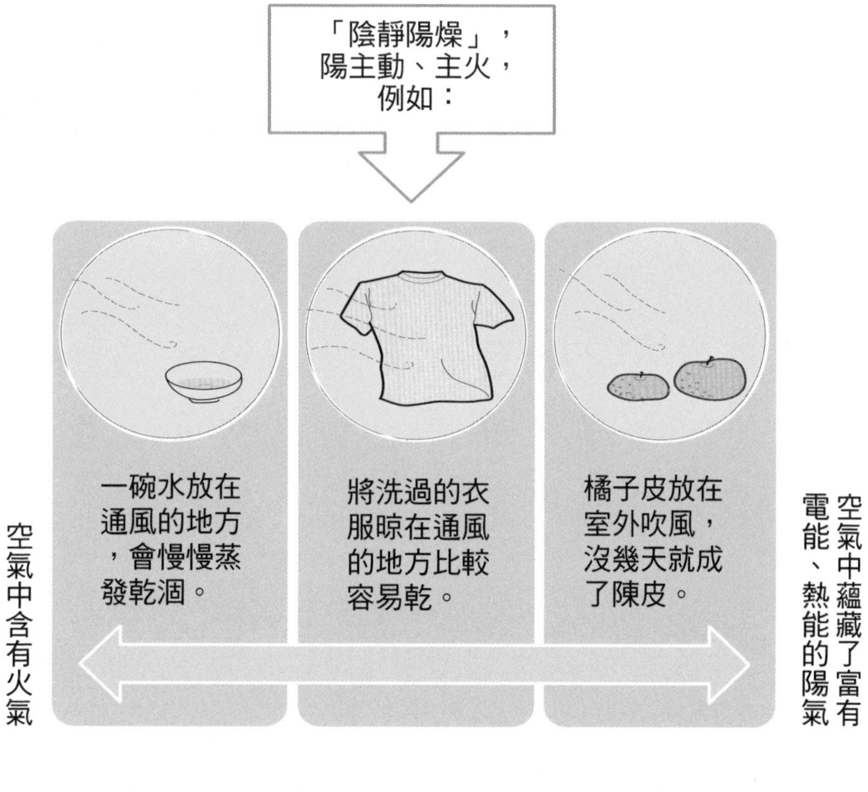
「陰靜陽燥」，陽主動、主火，例如：
一碗水放在通風的地方，會慢慢蒸發乾涸。
將洗過的衣服晾在通風的地方比較容易乾。
橘子皮放在室外吹風，沒幾天就成了陳皮。
空氣中含有火氣
空氣中蘊藏了富有電能、熱能的陽氣

人說「養氣如養虎」，養虎慎防為患，陽氣跟老虎一樣，小老虎很可愛，養大則會不馴而傷人，瑜伽史料記載，自古以來被氣所傷的行者不乏其人。北宋張伯端在他的書中也說：「受氣之初容易得，抽添運火卻防危。」也是教人在練氣時要懂得「抽添」，謹慎調節火候以免發生危險。

一般人如果自學練氣，通常會碰到上火的問題，五十年代中國道教協會祕書長陳攖寧即發表《為止火問題答覆諸道友》的文章來專門討論這個問題。因此之故，我們練習呼吸吐納，除非練武，否則不能漫無止境的吸氣，而且要學習將這個能場固定在丹田而不浮散的方法，或者練之化之，將它變成不帶火氣、較為安全的成分。

古時候的修道家，有些人強調「後天氣」不可用，因為後天氣難以控制，要降伏後天氣頗費功夫。但也有修道家主張不可缺少後天氣，認為後天氣不但可用，而且還是必用的，如《難經》即明示後天氣入丹田之後，成為十二經脈、五臟六腑之本源，缺少了後天氣，經脈、五臟就缺少灌溉，體魄則無法強健；《太清調氣經》專論調氣功法，書中也介紹了許多「服氣」治病之法，後天氣才有動能推動身上的濁氣外排。

金代北宗王重陽的女弟子孫不二的《孫不二女功內丹次第詩註》也說：「當採取先天氣時，須藉後天氣以為樞紐。」其言論即在說明練氣必須以後天氣做為根本，才能接通先天氣，所以張三豐《玄譚全集》說：「先天不得後天，無以招攝；後天不得先天，無以變化。」後天氣是運行經脈、強身治病的必備之氣，是用來維持生命運作的氣。其他如明代陽道生、清代黃元吉也都主張先天氣來自後天氣，鍛鍊後天氣的功夫為養生必需，不能偏廢。

師父曾交代，在打雷的時候不要練功，因為會吸引雷電，有遭受雷擊的可能。在雷雨交加的天氣，即使不練功，也會覺得氣感特別強，可見練功初期身體所採的陽氣與雷電的電流成分極為相似。人體神經的傳導需要電流、心臟的跳動需要電流，大腦的思維需要電流、肌肉的施力及傷口的癒合需要電流、細胞的活動也需要電流，總而言之，整個人體的運作都需要電流。有人認為，醫學界應大力提倡基礎醫學的研究，若能朝著「人體電」的整合而投注心力，揭開其中奧祕，預期將為醫學開創一番新局。

丹田的位置及其功能

談完了練氣的原料之後，我們再來談第二個元件——「丹田」這個工廠。每個人都知道練習氣功

陰陽的性質之對照

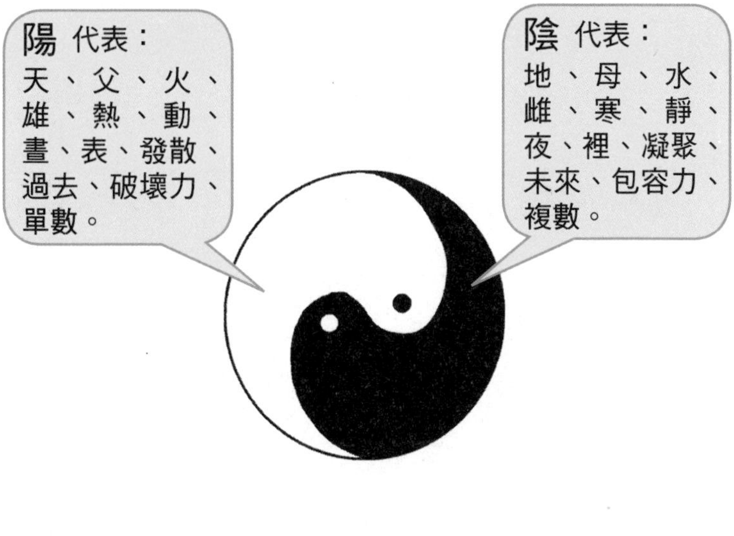
陽 代表：
天、父、火、雄、熱、動、晝、表、發散、過去、破壞力、單數。
陰 代表：
地、母、水、雌、寒、靜、夜、裡、凝聚、未來、包容力、複數。

必須「氣到丹田」，但是丹田的正確位置在哪裡？丹田的功能為何？氣入丹田之後要怎麼練？這些都是練習氣功必先明白的知識。

扁鵲《難經．六十六難》云：「丹田者，人之根本也。」又說：「臍下動氣者，人之生命也。」臍下就是指丹田，這位戰國時代的神醫認為丹田是生命的大本營，是氣的工廠和倉庫，是人體全身「氣」的營運供應中心，是人類賴以活命的發源地。人體有兩大循環系統：一是血，一是氣，在血的方面，心臟是營運中心；在氣的方面，丹田是營運中心，換句話說，心臟是血的幫浦，丹田則是氣的幫浦。

丹田的位置有的人說在臍下一寸三分，有的人說在臍內一寸三分，莫

陽氣供應人體所需的電流

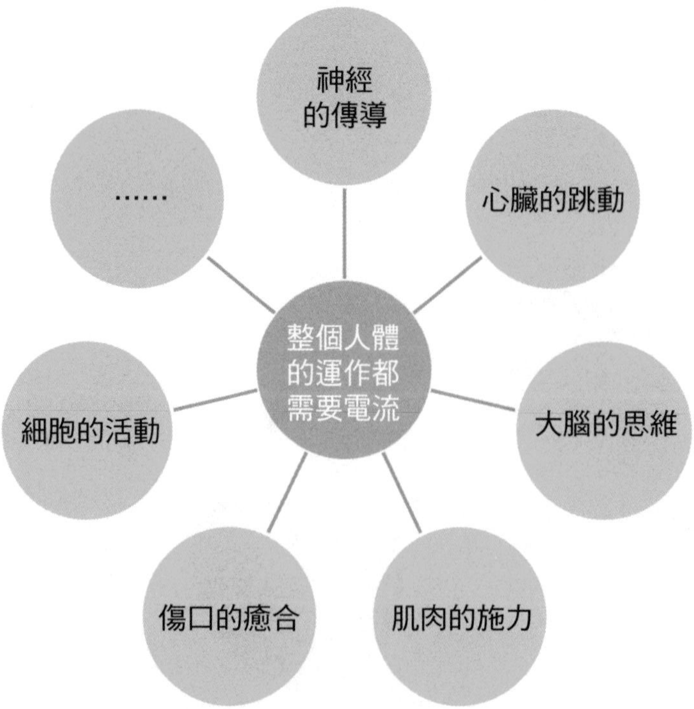

衷一是。丹田的正確位置到底在哪裡呢？談丹田，得把「丹」和「田」分開來解釋比較容易明白。依語義而言，「丹」指的是一點，「田」指的是一片，既然麥田指的是「田中有麥」，顧名思義，丹田則指的是「田中有丹」。

古代朝鮮醫學家許浚在其醫學鉅著《東醫寶鑑》中指出：「臍者，齊也，言其上下齊，身之半，正謂之臍中也。」人身縱坐標與橫坐標的交會點正好在我們肚臍裡面的一寸三分之處，也就是在人身坐標等於零的地方，這就是「丹」的位置。

世界各宗教大都以十字為符號，例如佛教之萬字、道家之田字、基督教之十字等，十字所代表的意義，縱坐標指的是人體之中線，橫坐標即人

丹田立體圖

S=1寸3分（約為4公分）四個指幅

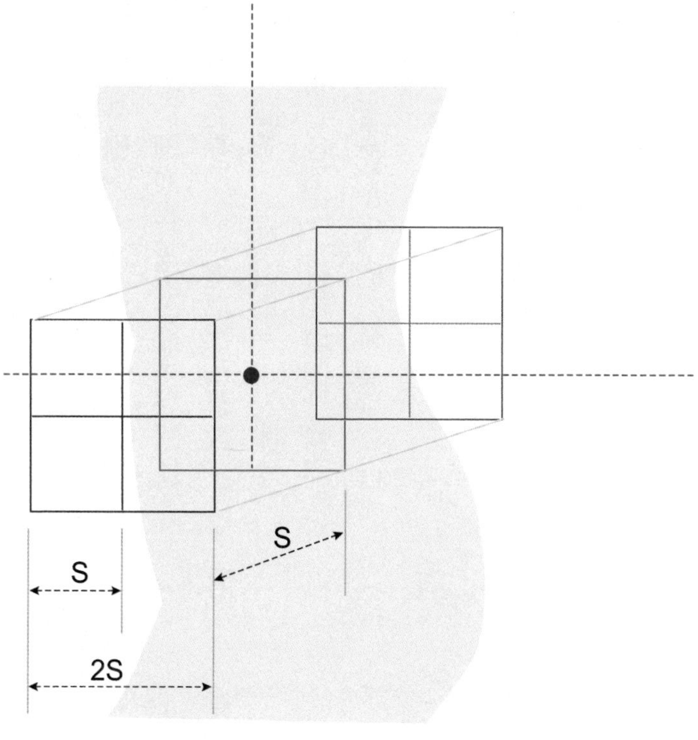

身之半，以胎元（又名生門）及命門這條橫線為準。以科學的角度而言，坐標為零表示不但不消耗能量，而且可以無限吸收、儲存能量，它才可以內聚成為一個能量中心，因此道家所稱的「丹」就是指這個地方，老子講的「不如守中」，守的也是這個地方。

我們以丹為中心點畫一個十字坐標，再在十字坐標的四周畫個方形把它匡住，它就成為一個「田」字，這就是丹田了。丹田的上半部叫上丹田，下半部叫下丹田，也稱為上氣海、下氣海。但是丹田是立體的，縱剖面是田，橫剖面也是田，而中脈剛好通過田的中心點，上通靈台接天，下通陰竅接地。宋朝曾慥編著的《道樞》一書說：「身有丹田者三，腦者，上丹田也；心者，中丹田也；氣海者，下丹田也。」大部分的修道家也採取這種說法，這三個丹田區所練的功夫層次各自不同。研究瑜伽丹輪的科學家也發現，越靠近身體下方的丹輪越趨近物質，越靠近身體上方的丹輪越趨近能量。

不過，我們練功常說的「氣沉丹田」，指的都是下丹田、下氣海。至於肚臍往下一寸三分的那一點叫做「關元穴」，一般人靜坐「意守丹田」，其實守的是關元穴，因為守「竅」就是守穴道，穴道是一個點，守點才有個明確的目標，注意力才能集中；而且有了圓心才能造成旋轉，旋轉才能產生吸力，這就是桓譚在《仙賦》一書談到的「積氣關元」的道理。

但是，武術家所練的「丹田氣」原理則不一樣，武術家說：「丹田者，氣力之府也，欲精技擊，必健丹田。」武術家利用拍擊、揉轉的方法鍛鍊下丹田，在下丹田鍛鍊出「混元氣」，混元氣是一種「精、炁混合的能量」，這種能量可以接受心意的指揮而快速反應，用以出擊或防禦。丹田氣壯之後，接下來的步驟是「布氣」，將氣運到筋骨皮肉來，然後用道具拍打或拳打腳踢，經過長久的鍛鍊，氣就會不斷聚集在遭受攻擊的地方，讓身體變得非常強硬一如銅筋鐵骨，此即所謂的「硬氣功」。

練氣的過程，需要漫長的時間「意守丹田」，其理為何？《內經》說：「水火者，陰陽之徵兆也。」陽主火，陰主水，因為人身上半身屬陽，下半身屬陰，所以丹田稱為「陰海」，我們呼吸時吸進丹田的成分是帶有火氣的陽氣，我們呼吸時，如果能將陽氣送達丹田與

為何要意守丹田？

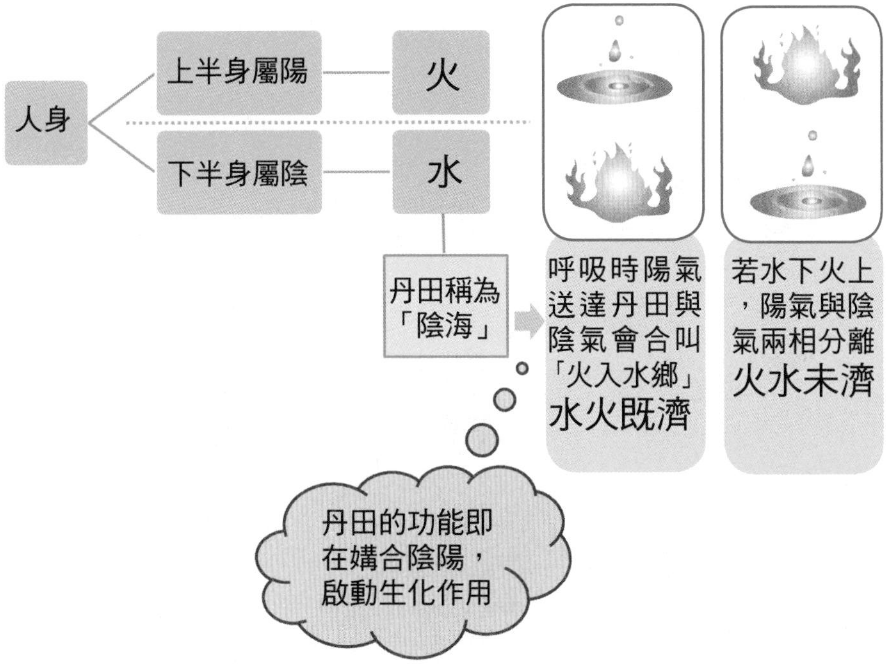

人身
上半身屬陽
下半身屬陰
火
水
丹田稱為「陰海」
呼吸時陽氣送達丹田與陰氣會合叫「火入水鄉」
水火既濟
若水下火上，陽氣與陰氣兩相分離
火水未濟
丹田的功能即在媾合陰陽，啟動生化作用

陰氣會合，這就叫做「火入水鄉」，也叫「水火既濟」，如果火上水下，則兩相分離，是為「火水未濟」，《靈寶天尊說救苦妙經》：「行水不行火，則氣難上騰；行火不行水，則不能薰蒸。」丹田的功能即在媾合陰陽，啟動生化作用。

道家的練氣口訣是「坎中之水，引之上升；離宮之火，導之下降。」如果你照著這個口訣修練，那是行不通的，因為道家前輩常會故意將口訣的前後順序加以顛倒，一開始就想汲引下半身的水上升，怎麼可能？必須先行導引心火（離火）進入丹田（坎水）之中，水遇火而發熱產生動力，水氣才會上升。

呼吸吐納攝取陽氣進入身體，雖是練習氣功的基礎功法，但是，只要身體存在的一天，就不能缺少陽氣的供應，不論功夫練到什麼境界，照樣還是要練丹田，丹田氣的補充與儲存是一輩子不能停止的，否則體能便一日一日的

經脈特點	經脈作用	經脈開通法
醫療行為大都針對此著手	臟腑的延伸，類屬自律神經，依照時辰的子午流注循環。	無法以意行氣，遇有阻塞宜用按摩、拍打、導引之法疏通。
被稱為「修行者之脈」	李時珍認為其作用在調節正經的流量。	阻塞則可以利用「以意導氣」的方法加以打通。

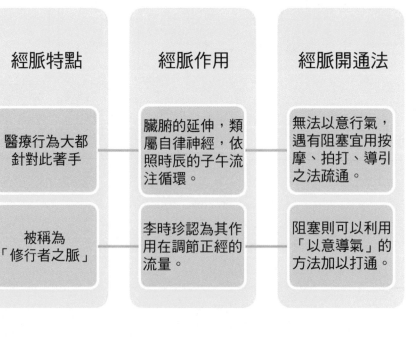

衰退。如果老師父光練神炁，不練丹田陽氣，照樣會體弱多病。修道家得以「青春永駐」、「童顏鶴髮」，即因氣血通暢使得形體長保年輕。

古人說：「氣血瘀阻，病由之生，氣血通則病自癒。」但是，氣必須依靠經絡、氣脈來運輸，《內經．靈樞經脈》說：「經脈者，所以能決生死，處百病，調虛實，不可不通。」經脈阻塞，就像一個城市交通癱瘓一樣，一切的功能都將失常，因此，練氣的另一項重要工作便是打通經脈。

開通經脈是練氣的首要任務，經脈不通，則採氣、行氣等工作皆難以進行。經脈分為十二正經脈及奇經八脈兩大類，李時珍《奇經八脈考》：「蓋正經猶夫溝渠，奇經猶夫湖澤，正經之脈隆盛，則溢於奇經。」李時珍認為奇經八脈的作用在調節正經的流量。醫療行為大都針對十二正經脈著手，而奇經八脈則被稱

開通經脈是練氣的首要任務

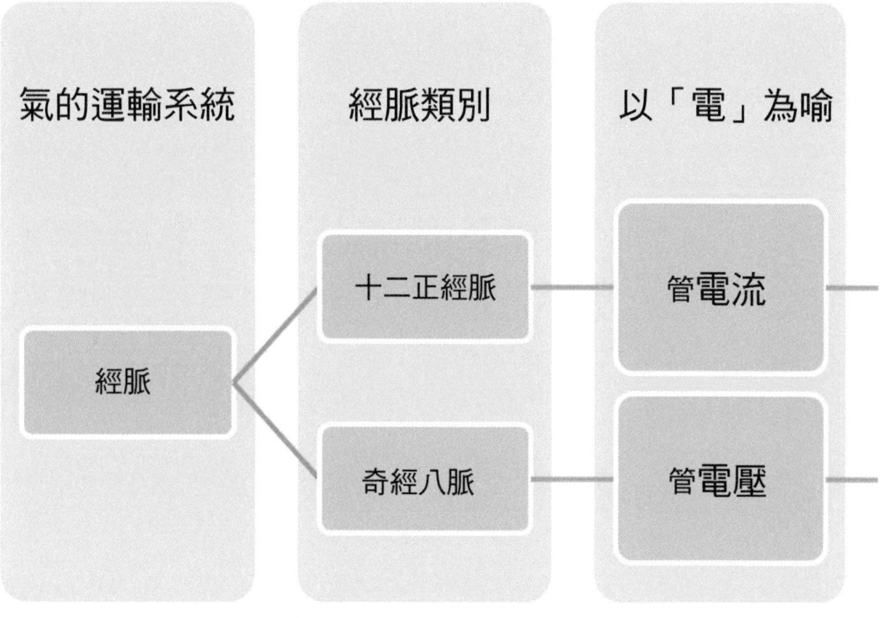

為「修行者之脈」。人體十二正經脈管電流，奇經八脈管電壓，十二正經脈是臟腑的延伸，類屬自律神經，依照時辰的子午流注循環，無法以意行氣，遇有阻塞宜用按摩、拍打、導引之法或藥物疏通；奇經八脈之阻塞則可以利用「以意導氣」的方法加以打通。

腹壓夠，肚皮結實，不會因脂肪累積而使腹圍日見增大，內臟就比較不會發炎。此一道理是因為丹田裡的清氣透過氣脈流經內臟，能把內臟的熱氣、濁氣清除出來，達成排濁納清的效果，氣血新陳代謝順暢，可以避免器官因發炎而硬化、癌化，這是健康長壽的關鍵所在。

除了丹田、經脈之外，布滿人身各處的穴道也是練功的重要據點，穴道是人體氣血、能量的匯流之處，也是人體與外界能量溝通的出入口。成人的穴道大都已經退化，必須練之守之才能使其「開竅」，重新發揮吸取能量的作用。科學家實驗證明，針灸穴位的電阻都很低，穴道中央只有一萬歐姆，而周圍皮膚則為三百萬歐姆，以低頻刺激穴位時，身體的內分泌會發生改變；而且針灸、按壓穴道能夠擴張血管，提高輸往體內遠方對應器官的血流量，對多種疾病產生療效。

呼吸吐納的要領

經由上述說明，我們可以明白氣為原料、丹田為工廠的道理，接下來就要談第三元件：呼吸吐納，如何將原料送進工廠練之、化之？呼吸吐納的原理，就是要將

十二正經陽經、陰經表裡對照表

陽經（表）		陰經（裡）
手陽明大腸經	↔	手太陰肺經
手少陽三焦經	↔	手厥陰心包經
手太陽小腸經	↔	手少陰心經
足陽明胃經	↔	足太陰脾經
足少陽膽經	↔	足厥陰肝經
足太陽膀胱經	↔	足少陰腎經

奇經八脈的功用

(一)沖脈	• 十二陰陽經之海。起源於會陰穴，陰陽相貫，故任與督脈必相交，下交於會陰之間，上則交於唇之上下也。
(二)督脈	• 手足三陽脈之海
(三)任脈	• 手足三陰脈之海
(四)陽維	• 主一身之表，起於諸陽之會。
(五)陰維	• 主一身之裡，起於諸陰之會。
(六)陽蹻	• 主一身足左右之陽
(七)陰蹻	• 主一身足左右之陰
(八)帶脈	• 總束十二經及其他奇經七脈

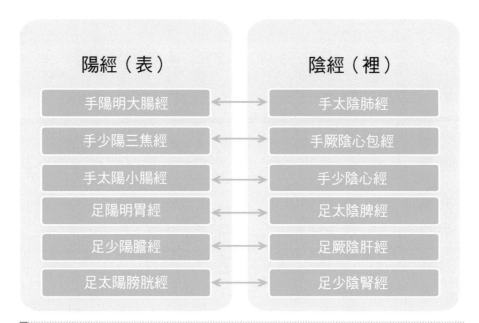

能量導入丹田，在丹田建立凝聚的氣場。

不論是學武術、導引操、瑜伽或靜坐，在練功過程都會利用呼吸吐納，但是，你練的呼吸吐納方法到底正不正確，頗值得懷疑。呼吸吐納是有技巧的，呼吸吐納並不等於平常的呼吸。

目前流傳的呼吸吐納方式五花八門，有自然呼吸法、胸式呼吸法、腹式呼吸法等等，腹式呼吸還分吸氣凸腹的順呼吸，以及吸氣凹腹的逆呼吸。如果練習呼吸吐納的主要用意在「氣到丹田」，想要達到此一目的，吸氣的時候因為我們將能量帶進丹田，小腹自然就會凸出，這才是正確的呼吸吐納方法。採用胸式呼吸時氣並沒有進入丹田，而逆呼吸法初練時雖然感覺比較快、比較強，但這是前後陰陽穴道電能相接所產生的效應，這是武術用勁時的功法，用來練氣，不易達到「氣壯丹田」的目的。

練習呼吸吐納時，大多數人都會遵循「眼觀鼻、鼻觀心、心觀丹田」的方法，因為要把空氣中的陽氣帶入丹田，初學者的行氣路徑並不清楚，所以我們在任脈上先設點，眼觀鼻、鼻觀心、心觀丹田，這眼、鼻、心、丹田就是點，因為「觀」要用心，經常用心依照順序去觀這四個點，久而久之便在任脈上串成一條線，變成「氣」習慣通行的一條路徑，就像鐵路是由車站串成的一樣。科學家也發現，長期練習呼吸吐納，在身體前面中線會形成一條「興奮帶」，換句話說，它會形成一條由上而下通往丹田的「氣路」，這個興奮帶的電位明顯高於其他部位的皮膚，其原因是這

呼吸吐納的練習

眼觀鼻、鼻觀心、心觀丹田

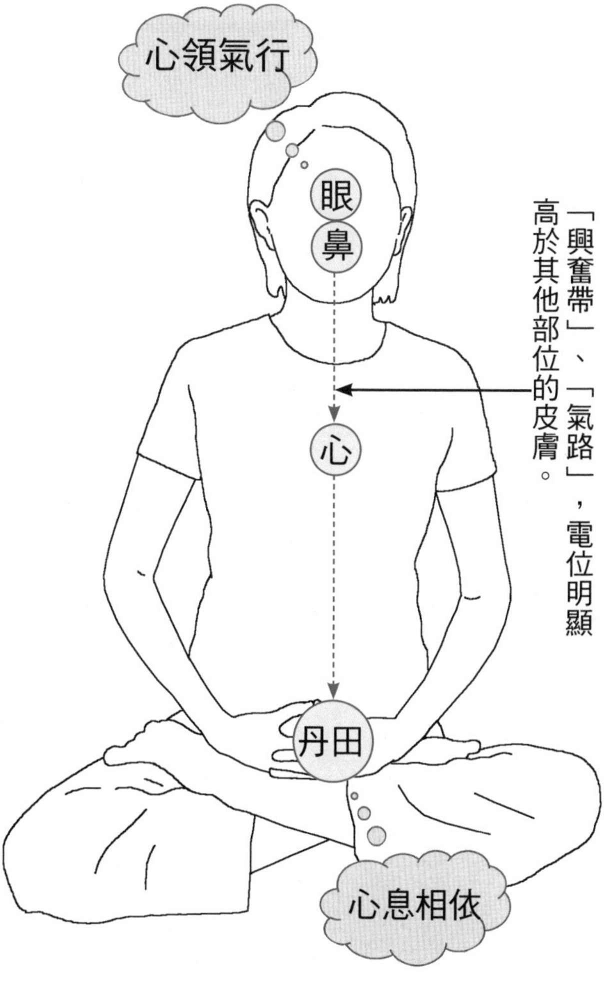

條通路上經常有氣通過，細胞不斷被充電的緣故。

換句話說，練氣初期，氣並不認得通往丹田的道路，因此要以心當領隊帶著氣往下走，氣隨著心的動向流動，道家認為這是「氣戀神，神戀氣」的作用。練氣初期，心不能走太快，以免氣跟不上；等到氣熟悉路徑之後，速度就可以逐漸加快，一直練到「心息相依」的程度之後，以平常的速度呼吸，不必再經由心的帶領，氣都會循著路徑直接進入丹田。究其原因，這是長期行氣造成的神經慣性連結，並在大腦形成記憶。「心息相依」的涵義即是呼吸時自動行氣到丹田，這是練氣的進階里程碑。

「達摩西來一字無，全憑心意練功夫」，有一個很重要的觀念要特別說明，這裡的心不是指「循環血液的臟器」，而是指一個「可以任意游動的能場」，其位置在兩乳中間的膻中穴，《靈樞．海論》：「膻中者，氣之海也。」膻中這個能場可名之為「心場」，有別於心臟的心電。我們可以將我們的心停在身體的任何一處，甚至可以將心停在體外，龍門派就有一個功法須將心守在身前二、三尺之處。

心屬火，凡是心專注之處，都是火力所到之處。我們可以做個實驗：你收束心神，專注手掌心，過不了一會兒，手掌心就會發紅、發熱、發麻甚至跳躍，這就是心到火到的緣故。練氣初期的基本原理，即在用心驅動、役使能量。

彭祖被譽為中國古代養生學始祖，練氣自療的功夫超級專業，他說：「偶有不適，則閉氣以攻所患。」湖南長沙馬王堆漢墓出土的文物中有帛書《卻穀食氣篇》和彩色帛畫《導引圖》，是先民介紹呼吸吐吶方法的著作。最近電視報導，北京的一位復健科醫生從這些古文物得到靈感，教導肌肉癱瘓的病人，訓練其腦力一心專注患處，結果復健的效果良好，這就是利用彭祖「氣攻所患」的原理。我認為，現代醫療的復健科應廣為採用這種念力治療術，先利用呼吸吐納充實丹田能量，然後導引能量流向患處，只要心到氣到，復健效果必定加倍。

心火還分文火、武火兩種，《金仙證論》說：「微緩謂之文火，緊重謂之武火。」武火的火力強，文火的火力弱，用武火聚氣稱為「武練」，用文火溫養稱為「文烹」。《樂育堂語錄》說：「火候文武，只有意無意之分焉耳。」用心專守則火氣較強；若有若無的意守則火氣較溫和。練氣必須依照需要調整火候，「用意太緊則火燥，用意太緩則火寒」，用錯火候將發生許多毛病。基本上，練氣化精時用心，用心即武火；練精化炁時用意，用意即文火。

每個人都曾有過這樣的經驗：一個老朋友迎面

長沙馬王堆三號墓出土的《導引圖》局部

利用身體不同姿勢導引能量的流動

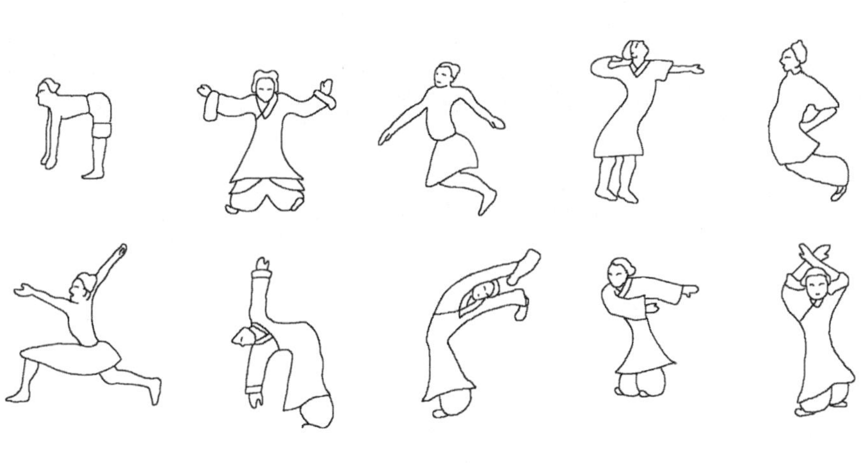

走過，我們卻沒有認出他；一個人面對面跟我們講話，我們卻「有聽沒有到」，這種「視而不見」、「聽而不聞」的情形，古人稱之為「心不在焉」。換句話說，當一個人的心專注在別的事情時，就會對面前的影像及聲音視若無睹、聽若罔聞，所以要用心看、用心聽，我們的眼睛、耳朵才會起作用，易言之，我們的眼、耳、鼻、舌、身、意六識都是由心掌控的。

現代科學家發現人類的腦子表面長滿了億萬個突觸，這些突觸就是思想的檔案，但是它必須經過電磁脈衝的啟動，才會開始動作跟思想，就像一部電腦，必須鍵入指令才會執行一樣。諾貝爾獎得主大腦專家埃哥斯（John Eccles）指出：大腦其中的一部分主宰思惟，名為SMA，是由細胞構成的密碼，卻由一股「無形的力量」指示運作；在兩千多年前，亞里斯多德也曾提出過一個問題：「心靈如何與身體接觸？」他在找尋的即是意識如何控制身體的答案；一九七二年諾貝爾醫學獎得主格雷爾德（Gerald M. Edelman）在《先有心靈還是先有物質》一書中也提出一個疑問：「腦部思想的啟動到底是誰在當家作主？」科學家一直在尋找這隻「啟動思想的小手」，但截至目前為止尚無答案。

中國人五千年來，雖然偶而會有「主腦說」的理論出現，但大多數人還是主張「心為思之官」，認為心是意識之所在。這一點管仲說得很明白，他說：「心也者，智之舍也。」心是出智慧、想主意的器官，中國人慣常說「用心想」，很少說「用腦想」，原因是心不在的時候，腦子根本是一片空白。這也許就是科學家急於尋找的答案：心腦連線，頭腦是一個電腦資料庫，心動了，頭腦才啟動運作，換句話說，心就是「操作人腦的那隻小手」。

關於心到火的原理，科學家也用儀器測知，只要心念達到的部位就會產生電流。一個人念書或思考用腦過度，常會感到頭痛，長期以往甚至會變成神經衰弱，就是因為心火長時間停留在腦部，造成頭腦思考過度；白天操心太多，晚上可能失眠，也是因為心腦連線沒有切斷，頭腦沒能得到休息的緣故。

因此，呼吸吐納的重點在「用心馭息」，練氣的心法是：「息至心不守不開竅，心守息不至不開竅；心息雙至才開竅，心息雙至但任其出入也不開竅。」一呼吸吐納必須經過長期的練習，以求達到心息相依的地步。積氣生精，丹田守久了，就像在密室裡點一柱香，如果香火不絕，久而久之，香氣籠罩滿室，經過透射的作用開竅通氣，然後可以逐漸布達五臟六腑、

大腦圖

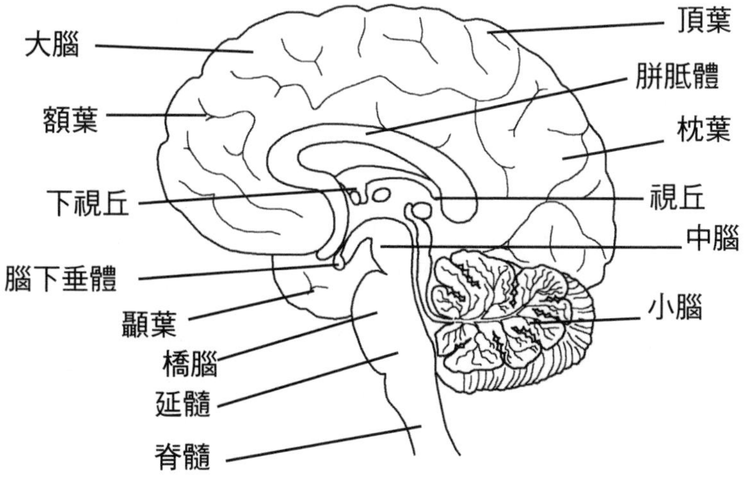

四肢百骸。

但是，我們煩惱憂慮時也在動心，這種負面情緒的動心對健康極為不利，因為動心就是在用火。龍門派十一代祖趙避塵《性命法訣明指》說：「心在五行屬火，遇土而焦，遇水而耗，遇金而化，遇木而災，處處皆蒙其害。」喜、怒、悲、憂、驚等情緒都與五臟有關，依據五臟所屬的五行，心動到哪裡，火就燒到哪裡，因而傷害了五臟，所以，想要維持健康就必須常保心地清淨。

《黃帝內經》說：「恬淡虛無，真氣從之，精神內守，病安從來。」當我們心地清淨的時候，天地的真氣才會與我們溝通，此一道理現代科學家也已發現。在冥想或靜坐時，我們的腦波會呈現與宇宙意識相應的 α 波；而「精神內守，病安從來」則說明清淨能使身體能量內聚，常保「能量淨流入大於能量淨流出」的狀態，身體儲備豐沛的能量，則免疫力堅強。但是，「人可以盜天地，天地也可以盜人」，如果經常身繫聲色犬馬，則精神外馳能量耗損，久而久之必定健康敗壞。

勞力會累，同樣的勞心也會累，聽講、看書、想事情都是在勞心，初期練功、守竅也是在勞心，許多人在練習呼吸吐納之後覺得疲倦，這是正常的現象。而且練功有高潮和低潮，有時覺得氣很強，有時候察覺不到氣的存在，就像潮汐的漲退一樣，在練功的過程中，氣的消長會產生週期性的波動，這也是正常的現象。

呼吸吐納的重點在「用心馭息」

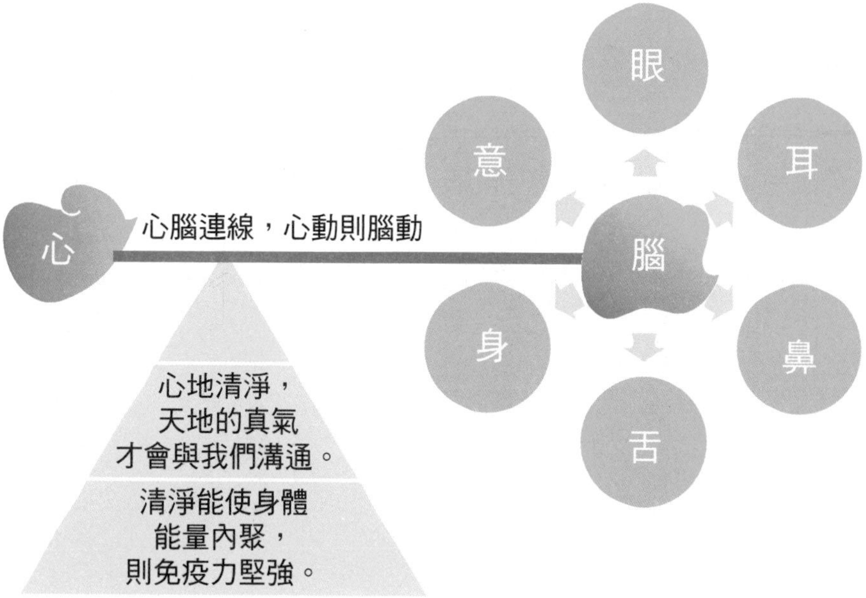

眼
意
耳
心
心腦連線，心動則腦動
腦
身
鼻
舌
心地清淨，
天地的真氣
才會與我們溝通。
清淨能使身體
能量內聚，
則免疫力堅強。

09 道家練氣公式的檢討

經過以上的說明，我們明白了呼吸吐納的三個基本元件——氣、丹田、呼吸的要領之後，就可以開始練功了，到底練功的正確步驟為何呢？

《道藏》是中國道書的總匯，共收道書一四七六種、五四八五卷，是歷經唐、宋、金、明四代帝王組織編纂而成的，可謂卷軼浩繁，工程鉅大。但在浩瀚如海的道書裡面，似乎沒有任何修道家對「練精化氣，練氣化神，練神還虛」這個練氣公式提出異議，頂多有人主張從前半段修起，有人主張從後半段修起罷了。

既然修道家都認同這個公式，那麼，現代人練功是否都依照公式進行呢？未必，為什麼？現在我們就先來檢視這個公式：一般練功都是從呼吸吐納著手，也就是不斷的吸氣、吐氣，那麼，練「氣」應該是功法的第一步，但是這個公式第一個步驟就是「練精化氣」，況且「精」是什麼？「練精」該怎麼個練法？一開始就讓人如墜五里霧中。有些人讀了很多道書，還是找不到答案。中國道書有一個通病，就是故意隱藏入門功法不提，大概是害怕大家都去修道，士農工商就要人去樓空了。

想要明白道家練氣公式，必須先認識「精」是什麼，唯有分析基礎材料的性質，才有辦法瞭解其練化機制。《黃帝內經》說：「人始生，先成精。」又說：「夫精者，身之本也。」再進一步指出：「人生有形，不離陰陽。」由這三句話的相互關係得知，精是構成身體的基本元素，然而精是陰氣、陽氣結合的產物。

我們身體狀況好的時候稱為「精力充沛」，身體狀況差的時候稱為「精疲力盡」，表示「精」是供給身體活動力的能量，它可增可減，是一種常會消耗、常需補充的元素。比方說，我們夜間睡眠八小時所儲備的精力，用來供給白天八小時工作的消耗，差不多是損益兩平，再加時工作，精力就透支了。汽車沒油了就開不動，手機沒電了就不能通話，但是在工作超量時，我們身體就會發揮代償作用（Compensation），使得器官長期處於高工作量的狀態，導致過勞而發生致命的疾病。

人體透過兩個管道攝取能量：一是飲食，一是呼吸。我們平常所吃的動物、植物，除了含有一般的營養素如蛋白質、脂肪、維生素、礦物質……之外，存在動植物之中的一些能量也會被我們所吸收，這叫做「食補」；當我們

精是什麼？

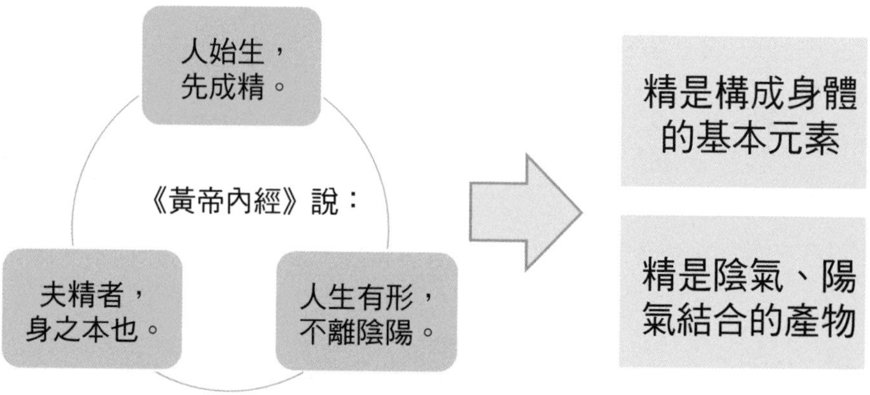

生病、身體虛弱的時候，常選擇用能量較強的藥材來補充我們的元氣，這叫做「藥補」。

《素問．經脈別論》：「食入於胃，淫精於脈；飲入於胃，游溢精氣。」我們將食物吃進消化系統之後，其中有什麼成分可以進入我們的經脈中游動？那是因為我們也吸收了動、植物的精氣，這些精氣便可以進入我們的經絡和臟腑。食物是越新鮮越好，因為食物經過長途運送之後，其能量會大量流失；現代流行的生機飲食，其目的即在避免食物過度精製造成能量的耗減。此外，當我們身體細胞年輕的時候，吸收食物精氣的功能較強，但隨著年紀增長，細胞逐漸老化，吸收的功能就越來越差。

如果精是生物能，那麼，「練精化氣」的「氣」到底是什麼成分呢？如果我們把氣定義為空氣的「氣」，練精之後「精」會產生變化，但是，再怎麼變也不可能又變回我們最初從鼻子吸進來的氣吧？比方說，麥子是原物料，加工之後變成麵粉，再將麵粉加工之後做成麵包，但是麵粉、麵包加工後絕不會再變回原來的麥子。同樣的道理，練氣由呼吸後天氣開始，「氣」就等於麥子，是我們採自體外的原物料，練「精」又變回原來的氣，焉有此理？因此，練精化氣的「氣」，在用字、意義上令人存疑。

既然呼吸吐納是將體外的空氣吸進丹田，因此練功的第一個步驟應該是「練氣」才對。正確的練氣步驟應該是：將空氣中的陽氣吸到丹田，與陰氣媾合，先把它練成「精」，精足之後，把它練成先天氣，再進一步將先天氣練成更純粹的「神」，最

常見的代償作用及其影響

攝護腺腫大	膀胱壁增厚，並變得很敏感，造成頻尿。代償作用也失去功能時，膀胱無力排尿，尿液殘留感染、結石甚至產生尿毒的問題。
手汗症術後	除了手汗減少，部份病患腋下與腳掌的出汗也變少；但為了散熱降低體溫，其他地方如身體、背部、臀部、大腿的汗量會增加形成代償作用。
心臟發生病變	長期代償可能產生心跳過速、心臟肥厚或心臟擴大等現象。如果代償現象無法發揮，便產生心臟衰竭。
體內酸鹼失衡	二氧化碳濃度升高以致酸中毒，可能引發器官衰竭。
長期使用降壓藥	心跳速率增高，進而增加心臟肌力的消耗。
胰島素濃度上升	β 細胞的變性致使失去代償作用，引起糖尿病症狀。
貧血	心輸出量及血流速度都會增加，增加心肺功能的負擔，並增加心血管疾病發生的機率。
骨鈣流失	造成骨質疏鬆。代償作用又使鈣在骨端不均勻沉積，形成骨質增生。
腦、心、腎血流不足	代償作用勉強繼續維持心腦腎的供血量，致使血壓升高。
肝功能衰退	腎為肝臟的代償器官，所排出的尿液即會呈現薰臭、黃赤渾濁，肝有病的人，會形成「有毒的蛋白質代謝副產物」，影響腎機能。

終的步驟是讓我們的元神返回宇宙本體，所以叫做「練神還虛」。

唐代崔希范《入藥鏡》云：「先天炁，後天氣，得之者，常似醉。」「炁」這個字在古代與「氣」通用，而且同音，自古以來有許多人把這兩個字的意義混淆了，其實先天氣應該寫做「炁」，後天氣才寫做「氣」，如此才能辨別後天氣與先天氣的不同。《性命圭旨》一書中明白寫著「練精化炁」的字句；龍門派代代相傳的心法也都寫做「練精化炁，練炁化神」，因此，道家練氣公式應該是「練氣化精，練精化炁，練炁化神，練神還虛」才是正確而完整的。

修練的步驟

- 將空氣中的陽氣吸到丹田，與陰氣媾和
- ↓
- 先練成「精」
- ↓
- 精足之後，再練成先天氣
- ↓
- 再將先天氣練成更純粹的「神」
- ↓
- 讓元神返回宇宙本體

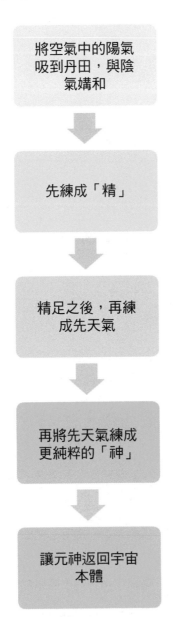

10 練氣的目的與程序

「練氣化精，練精化炁，練炁化神，練神還虛」這個道家練氣公式告訴了我們一些訊息：氣是可以加工精練的，而且加工精練之後，它會變成不同的成分，每種成分具有不同的功能。但是，氣、精、炁、神之間的相互關係到底如何呢？我們試以左頁的圖表加以說明：

要說明這個圖表，必須從道的原理談起。老子說：「道生一，一生二，二生三，三生萬物。」道是宇宙本體，本體為無極，無極動而生太極，這就是道生一；一生二即是太極生兩儀，因為「太極動而生陽」，陽動而生陰。接下來，陰陽二極媾合生成的物質為三。但是「陰陽繫五行」，五行為陰陽二氣交感消長的不同變化，因此，在陰陽媾合的同時也決定了該物質所歸屬的金、木、水、火、土的五行性質。物質經過四象定下時空坐標，再經過「八卦相盪」，亦即經由八卦旋轉產生磁場，磁場能固定物質，給予物質不同的結構變化而賦予形狀，經由此一過程而產生萬物，所以稱為「三生萬物」。

氣、精、炁、神之間的相互關係

練氣程序
氣化精→精化炁→炁化神→神還虛

天地創生
虛化神→神化炁→炁化精→精化形

逆行 ⇨ ⇦ 順行

（有） 命功 性功 （無）

名稱	氣	精	炁	神	虛
性質	物質	過渡能量		純能量	信息
意識	心	意		性	本體
成分	電能	生物能		生物磁	光、波
功法	動	似動似靜		靜	入定

被道教奉為萬法之宗的《度人經》指出，天地創生的程序是：虛化神，神化炁，炁化精，精化形，這是「由無到有」的過程，老子也說：「天下萬物生於有，有生於無。」同樣指出萬物創生起源於無。什麼叫做「有」？「有」就是二生三的「三」，也就是陰陽媾合所產生的三維空間的物質，天地萬物都是陰陽生成的。

但是，我們察看以上練氣的圖表，其運作方向恰好是逆行的，表示修道的程序與天地創生的程序剛好相反，修道的程序是：氣化精，精化炁，炁化神，神還虛，這是「由有到無」的過程，從物質再轉回能量，回歸道的本體，因為修道最終目標就是「練神還虛」。

《丹經》說：「順為人，逆為仙，只在其間顛倒顛。」說明凡人的生命本是順著天地創生的程序進行，若要脫離人間生命規律的掌控而返回宇宙本體，就必須「反其道而行」。先天生後天是自然創生，而由後天成先天則必須經由練化的過程進行，易言之，練氣要以後天物質為基礎，這就是由有入無的途徑。

人體能量與天地能量在頻譜相同時會產生共振，這時我們就可以吸收宇宙的能量納為己有。練氣的基本原理，是先在我們體內產生「氣的種子」，然後這個種子就會與天地間同一頻譜的能量相應，我們就可以將氣引進身體，但是依據種子的性質只能引進同類的氣；換句話說，精能引精，炁能引炁，神能引神，這叫做「同類相親」、「同氣相求」。舉例而言，一個由靜坐入手的人，雖然已經得炁，但是他不會變得更有力氣，容貌也不會變得更年輕，原因是他沒有鍛鍊精氣，只有精氣才能練形。

科學家發現，氣功師入靜時的腦波在七點五赫至十赫之間，可與宇宙的能量發生共振，根據這項報告以及作者修練的經驗加以判斷，這個頻率範圍應該最接近「炁」。科學家善於材料分析，如果能夠將氣、精、炁、神這四種氣的成分詳加分析，氣的真相不就呼之欲出了嗎？

思考是一種能量，易言之，運用意識即是在驅動能量，而且運用不同層次的意識可以驅動不同層次的能量。氣、精、炁、神是修練過程中不同層級的能量，想要指揮不同層級的能量，就須使用不同層級的意識主宰。這裡所說的意識主宰，就是心、意、性三者。比方說，心在指揮我們身體跑步的時候，心必須運作及整合腦、神經、腿部肌肉這些生物系統，才能完成跑步的動作；但是改換用意當主宰時，意管事的範圍就不在指揮身體四肢的活動，其運作的領域比較類似自律神經。

在科學家的實驗中，發現道家師父的練功法是先練「共振態」，此時腦內 α 波振幅大幅度的增加；但是進入「入定態」之後，腦內 α 波振幅卻大幅降低；而佛家坐禪，一開始就是進入「入定態」，腦內 α 波立即大幅降低。這個實驗明白顯示：守竅時的練炁與入定時的練神，其所使用的能量層級是不同的。

在道家典籍當中，鮮見將修道練氣的機制區分為能量、意識兩種屬性的理論，其中最具爭議的是「神」與「性」，這兩者的性質經常混淆不清。在所有的道書丹經當中，把神當做意識層級的占絕大多數，例如黃元吉《樂育堂語錄》說：「元神者，修丹之總機括也。」道家東派創始人陸西星《玄膚論》也說：「精炁之得神而王，猶臣之得君而尊也。」以上的言論，都將「神」視為修練的總指揮。相反的，把神當做能量層級的比較少，例如《靈樞．移精變氣篇》：「得神者昌，失神者亡。」元初李道存《中和集》：「不生不死，神之常也。」不論神可以有得有失，或是不生不滅，神在這兩句話中則被解釋為是一種能量。

如果從另一個角度來看，道家公式的最後一句是「練神還虛」，這句話跟「率性參天」的意義應該相同，「神」既然可以練，它就是一種材料；而「性」是用來參天的，它就是一種意識，照這個觀點分析，「神」應屬能量層級，「性」應屬意識主宰。

除了「神」與「性」之間有疑義之外，「心」與「神」也經常混淆不清，例如青華老人《唱道真言》既云：「練丹就是練心。」又云：「練丹之要，不過凝神二字。」歷來心、神不分的言論隨處可見。身處目前的科學時代，研究道學需要明確的定義，如果連重要名詞的解釋都含糊籠統，勢將永遠在迷宮裡打轉。

比較具有能量、意識分類觀念的是丘處機所創的龍門派，其第十一代祖師千峰老人趙避塵在《性命法訣明指》一書裡面將身、心、意稱為三家，將精、炁、神稱為三寶，以身心意為主，以精炁神為用，這其中就出現了意識和能量分開的觀念。黃元吉《樂育堂語錄》說：「有為而為者，識神也；無為而為者，元神也。」這句話也指出意識有不同的層級，而且不同的意識有不同的運作方法。

但是，心為「後天識神」，屬陰神，根據後天先天、陰陽對稱的原理，在心的反面，必有一個「先天識神」，屬陽神的主宰，那是什麼東西呢？孟子說：「志者，氣之帥也。」「志」應該就是「意」，這句話的意思是「以意領氣」，意可以控制氣，但也有很多修道家說「以神御氣」，用意及用神都可以控制氣，其間到底有何差別？此外，「意守丹田」與「神凝氣穴」也沒什麼不同，氣（炁）的主宰意識層級到底是意還是神？這裡便產生了一些矛盾。

根據實際修練的體驗，我認為孟子的說法是正確的，行氣、守竅應該是用「意」，用意的要領是「若有若無」，與歷代丹家論及用神的要領相同，只是意處於背後與心相對的位置，沒有明師點破根本無法找到。靜坐有成的人細心體會，便可發現心、意之不同。換句話說，部分修道家雖然在用意，但是卻把

氣、精、炁、神之間的相互關係2

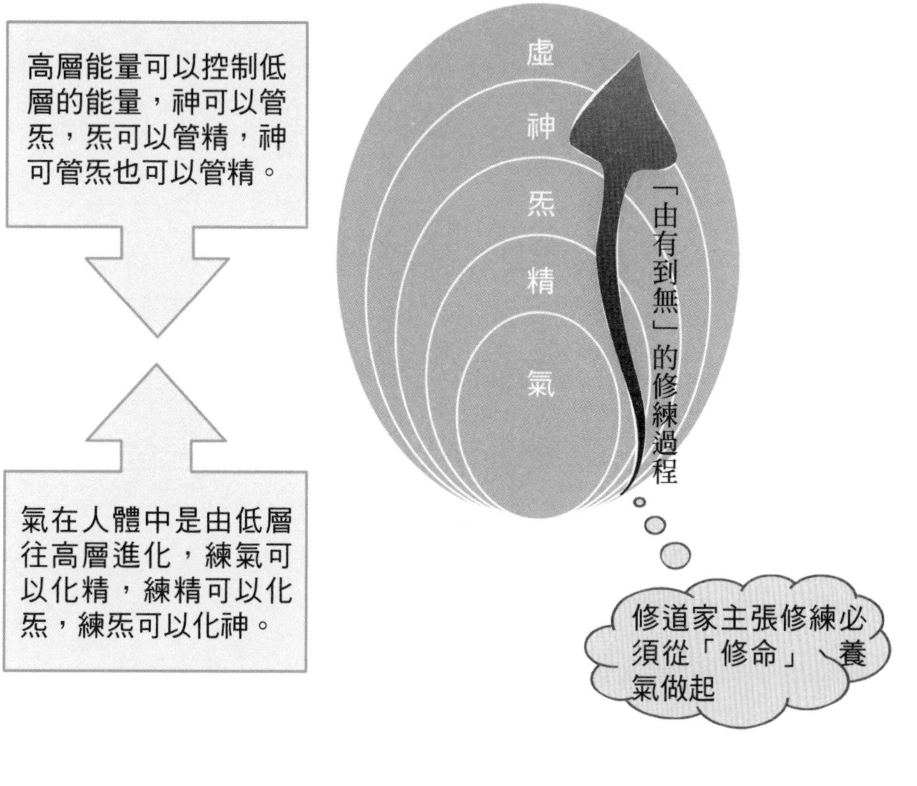
高層能量可以控制低層的能量，神可以管炁，炁可以管精，神可管炁也可以管精。
氣在人體中是由低層往高層進化，練氣可以化精，練精可以化炁，練炁可以化神。
虛
神
炁
精
氣
「由有到無」的修練過程
修道家主張修練必須從「修命」、養氣做起

用意錯當成用神。

在氣、精、炁、神四種能量中，高層能量可以控制低層的能量，換言之，神可以管炁，炁可以管精，神當然可以管炁也可以管精，所以修道家才可以精、炁、神合一，達到三花聚頂的境界。但是，倒過來說，低層的能量卻不能控制高層的能量，也就是氣不能管精、精不能管炁，炁不能管神。

氣在人體之中，是由低層往高層進化，亦即練氣可以化精，練精可以化炁，練炁可以化神；但反過來由高層往低層順生的方向似乎行不通，換句話說，練神不能生炁，練炁不能生精，練精不能生氣，因為氣在修練之後，只會變成比較精細的能量，不會再變回原先粗糙的能量。前文曾舉例說明，麵粉加工之後會變成麵包，但不會再變回原料麥子。

在「由有到無」的修練過程中，有一個中間的「過渡地帶」，也就是「若有若無」的灰色地帶，《性命法訣明指》在序言中說：「煉精為下手，煉炁為轉手，煉神為了手。」這句話中的「轉手」即是過渡地帶的意思。因為呼吸是生命的象徵，有些古修道家就以呼吸為人、神的分水領，而呼吸若有若無則為過渡階段。《道樞．呼吸篇》：「凡人以有息為常，聖人以無息為常。」修練達到「內氣不出，外氣不入」的胎息狀態，則已進入成道的境界了。

精與炁皆屬生物電磁場（bioelectromagnetic field），精的成分類似電場，炁則類似磁場。瑞典醫學家布莊．挪丹斯滄（Bjorm Nordenstrom）說：「人體神經系統是個電流系統，有電磁場。」他在神經系統所測到的電磁場，就傾向炁的範圍；但是挪丹斯滄博士又發現，當肌肉運動伸縮時，其間的動脈毛細血管就會增加放電現象，累積電荷，並傳遞給鄰近的毛細血管；肌肉受傷時的癒合電流也屬同一性質，此等類屬精氣的生物電。當我們生病、受傷時，身體為了抵抗細菌、修補傷處而消耗能量，造成身體疼痛、衰弱，以致干擾心、意的運用，對練氣極為不利。

身體為四大假合，它會毀壞，所以色身是假，而靈魂不滅，所以性靈為真，修道也叫做「修真」，我們藉用色身來達到證悟性靈的過程就叫做「藉假修真」。人的一生不過數十寒暑，倘若身體毀壞了，修練也就失去了憑據，所以修道家主張修練必須從「修命」做起。修命就是養氣，馬丹陽就說：「學道無他，務在養氣而已。」

但是，大部分的道派都有一個現象：關於調息、服氣這些修命煉形的初階功法向來是祕密傳授，甚至只傳入室大弟子。丘處機《北遊錄》記載：有一天王重陽祖師閉戶與大弟子馬丹陽談論調息法，丘處機在窗外竊聽，王重陽發現後就閉口不講了，日後丘處機也不敢再問。在歷代的道家典籍當中，後半段練炁、練神的資料汗牛充棟，最難求的反而是入手功夫，有些修道家是挾祕自珍，有些修道家則認為初步功夫是「賤下之道」，其中有些動作很難說得出口，所以《性命圭旨》有「神仙不肯分明說，說得分明笑殺人」之語。因此，捧著古書練功學道，常不得其門而入。

一九四四年赫胥黎（Adous Huxley）寫了一本《長青哲學》，從此之後，「長青哲學」便成了科學界研究神祕主義的隱喻。長青哲學的基本觀點是：意識具有多層級的架構，透過意識的轉變可以得到內在的智慧。高層的意識和低層的意識是互相滲透的，越高的意識層級，其「視野的深廣度」越大。在人間的層級，因為只靠我們的五官的意識覺知，所以視野是片斷、不完整的；也因如此，人類對事物的判斷經常加入許多猜疑和想像，佛家稱這個現象為「無明」，修佛、修道的目的即在破除無明，開啟智慧，見到本性。

總之，練氣的原理，是以不同的意識駕馭不同的能量，能量的等級分為氣、精、炁、神四種，意識主宰則分為心、意、性三種，這就是「超凡入聖」循序漸進的途徑。

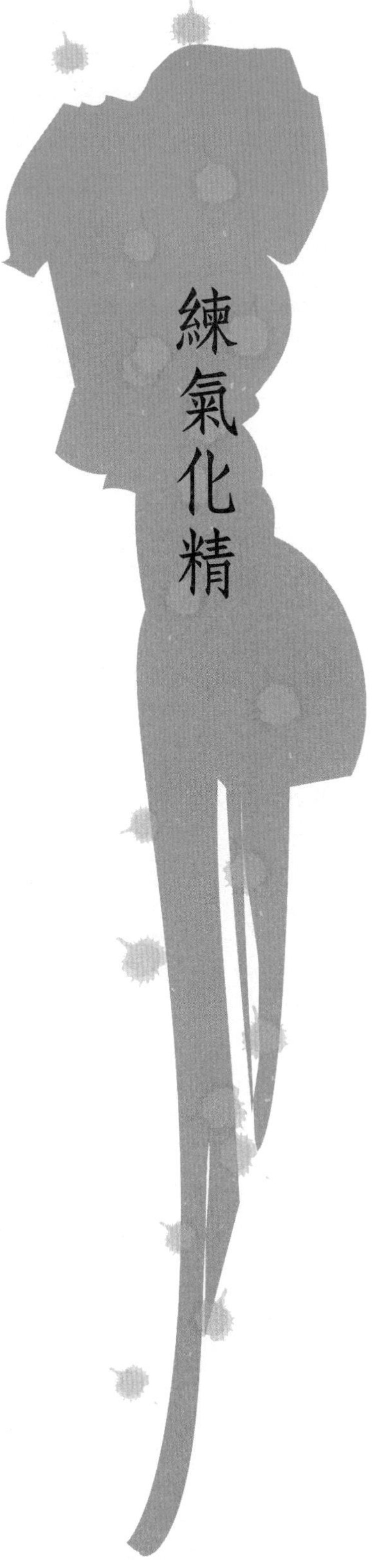

第三章 練氣化精

11 精是養命的基礎

根據前文的說明，我們對練氣的原理應有一個概括的認識。接下來，我們就可以依照道家的練氣公式一步一步的來練功了。練氣的第一個步驟是「練氣化精」，但是開始練氣之前，有必要再把氣與精的相互關係進一步釐清。

《樂育堂語錄》說：「學人打坐，必先調後天氣外呼吸，以引起真人元息。後天氣足，先天之氣之生始有自也。」張三豐在《道言淺近說》中也說：「調息須以後天呼吸，尋真人呼吸之處。」明朝名醫張景岳也說：「人之呼吸，通天地之精氣，以為吾人之真氣。」這些話很明白的指出，練氣必須由呼吸吐納入手，以後天氣為基本原料，攝取後天氣之中的能量進入體內做為引子，等待後天能量累積到一個程度，才能引動、練化更高層的先天能量。

但是，後天氣要怎麼運用呢？前文說過，經由呼吸吐納吸入丹田的氣，其成分是後天氣中的元陽，我們將元陽累積、濃縮、鍛鍊之後，它會變成元精，故曰「練氣化精」。《莊子外篇．至樂》說：「精也者，氣之精者也。」精即是氣鍛鍊出來的精華。但是，練氣初期會出現各種奇奇怪怪的狀況，練功的人心裡疑問很多，這段期間最需要人諮詢與照顧；自古以來，道家前輩大都故意將這一階段的入門功夫隱去不說，部分原因是怕一般民眾照書練功，萬一練出了問題又乏人指導，不免產生許多麻煩。

施肩吾《西山群仙會真記》：「形者氣之舍，氣者形之主。借形養氣，氣壯而形固矣。」練氣化精就是修命的初步功夫，修命的目的在追求健康、長壽，即是道家所說的「服氣練形」，利用練氣來強健身體。遠古時代天災水患頻仍，生活環境惡劣，人民工作辛苦，當時醫療又不發達，一旦健康出了問題，大多數民眾只好自力救濟，不像現代人到處都有醫院可以掛號看病，所以賢能的人就教授人民一些養生的功夫，叫人常練以保健康。例如在已出土的商朝、周朝銅器上，有些圖像即十分生動的表現古人練習氣功的各種姿勢；東

練氣化精的過程

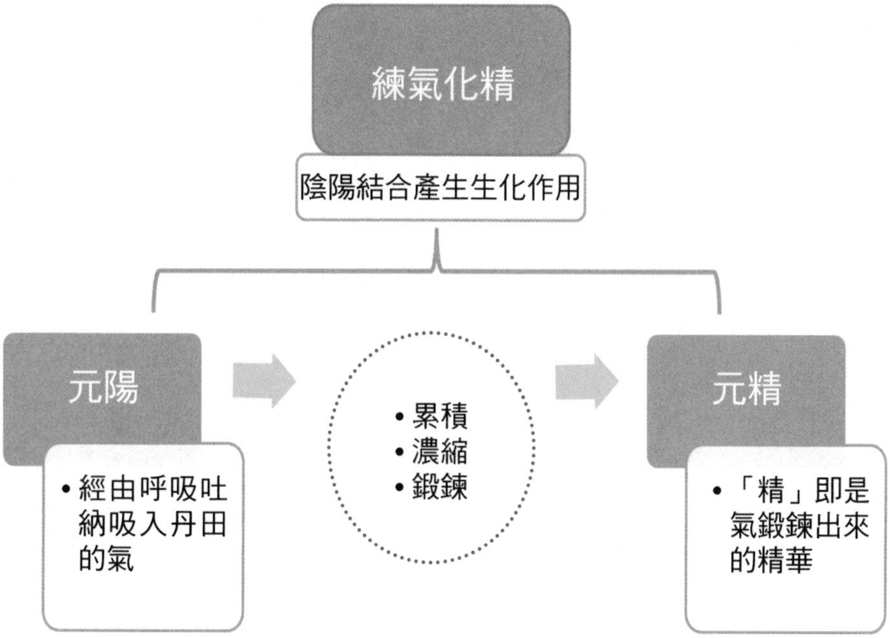

漢名醫華佗所創的五禽戲也流傳千餘年，練習的人不計其數，可見古代人民練習氣功的風氣相當普遍。

《莊子．刻意篇》說：「吹呴呼吸，吐故納新，熊經鳥伸，為壽而已。」這句話指出，古時候的人經常會模仿飛禽走獸的動作來活動肢體，但其中有一個重點，就是除了動作之外還必須配上呼吸，經由「吐故納新」促進氣的新陳代謝，才能長保身體健康。人類所有的體能活動，包括工作、運動、武術、瑜伽等等，都必須合乎這個原理，否則就會產生問題。

現代很多人上健身房，但上健身房一定能使身體健康嗎？那倒不一定。從事各項體能活動必須配上呼吸吐納的原因，就是要吸取後天氣中的陽氣來強健身體。《樂育堂語錄》說：「夫人身之所以爽健者，無非此後天之氣也。」要讓我們的身體健康靈活，非用後天氣不可，因為後天氣中的元陽才有電能、熱能，才能讓我們氣血通暢，除了供給器官運作的力量，且能排除身體中的濁氣。因此，我們在活動身體的時候，不只要注意肢體的動作，呼吸的配合也很重要，呼吸配合得宜，不但身體不易受傷，而且越動越強；如果不懂得利用呼吸補充能量，肢體活動有時候反會造成身體虧損。

呂洞賓說：「精養丹田氣養身。」一個人身體氣足，常覺得「身輕如燕」，舒適快意；但年老氣衰時，便覺「身重如鉛」，行動力不從心。學會練氣的人，平常偶而覺得身體笨重的時候，也要隨時呼吸吐納，像汽車的輪胎胎壓不足時就要充氣

長保身體健康的原理

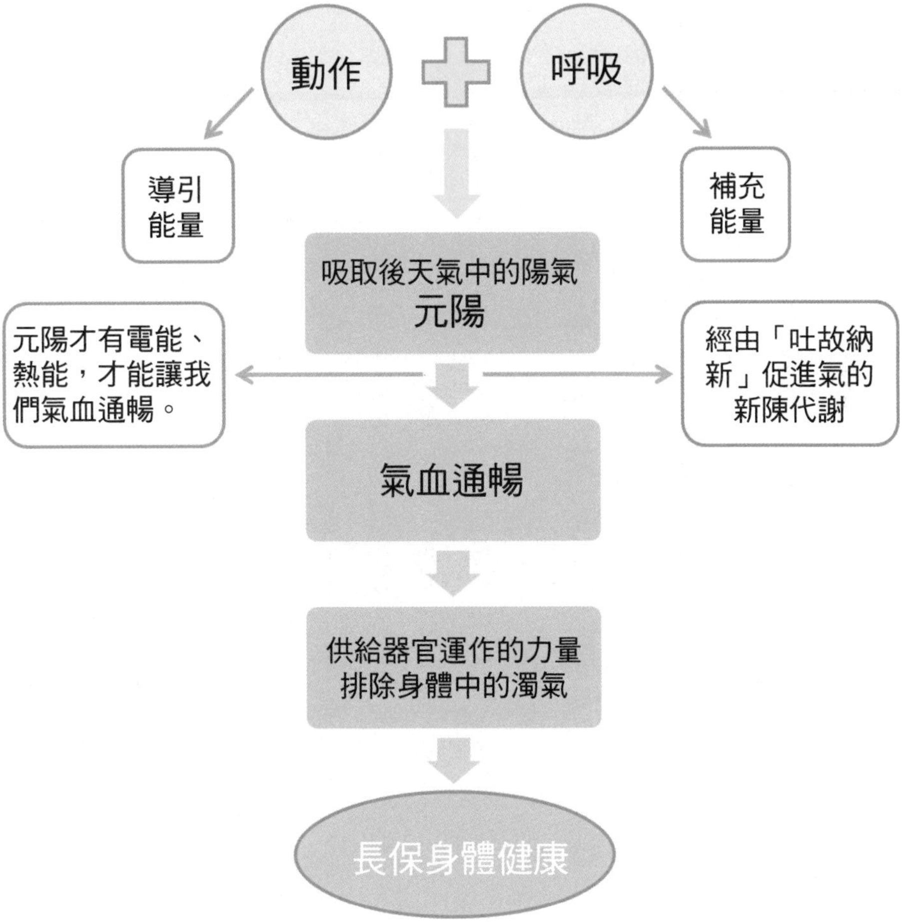
動作
呼吸
導引能量
補充能量
吸取後天氣中的陽氣
元陽
元陽才有電能、熱能，才能讓我們氣血通暢。
經由「吐故納新」促進氣的新陳代謝
氣血通暢
供給器官運作的力量
排除身體中的濁氣
長保身體健康

一樣。氣足的人皮膚乾淨、有光澤、有彈性，看起來容貌年輕，就像剛充滿氣的汽球。一個人不論功夫練到什麼程度，吐納、導引這些初級練氣功夫依然不能放掉，打拳的人一輩子都在打拳，因為靜坐的功夫並不能使我們的身體更加強壯，如果不練精氣，身體終究還是會敗壞的。

許多人罹患了「慢性疲勞症候群」，產生嚴重的倦怠感、失眠，注意力無法集中、記憶力減退，還出現肌肉痠痛、淋巴結痛、喉痛、頭痛等現象。根據美國疾病防治中心（CDC）指出：「這種疾病的主要特色是，在身心活動之後，症狀會惡化。」究其原因，發生這種病症即是氣虛，也就是身體能量衰弱的緣故。

葛洪《抱朴子》說：「受氣者各有多少，多者其盡遲，少者其竭速。」葛洪認為，稟氣的多寡決定了人的壽命的長短，受氣多者可以延年，受氣少者容易快速地衰竭，可見呼吸對健康有極大的影響。呂洞賓的師父鍾離權所著的《靈寶畢法》一書中曾提出「奪天地之正氣以救護生命、強化命基」的功法，其要領是「多吸天地之正氣以入，少呼自己之元氣以出」。呼吸的時候進氣多出氣少，氣就會有盈餘，這叫做「積氣養命」。一般人的呼吸大多太過短淺，進氣少出氣多，氣就會日見虧損。理氣如理財，理財的要領是多存款、少花錢，理氣也是同樣的道理，練氣時呼吸符合「細、長、深、勻」的要訣，就能讓身體積蓄較多的能量。

「樂育堂語錄」說：「修行人務須心明如鏡，氣行如泉，如堆金積玉人家隨其所欲，可以信手而得。」體內氣足，有如活泉一樣源源供應，就像家財萬貫的富豪人家一樣，隨取隨用，不虞匱乏，何愁身體不健康？
一般人七情六慾不節制，生活失常熬夜過勞，剛好反其道而行，身體的氣老是處於透支狀態，總有一天健康破產。

呼吸之作用

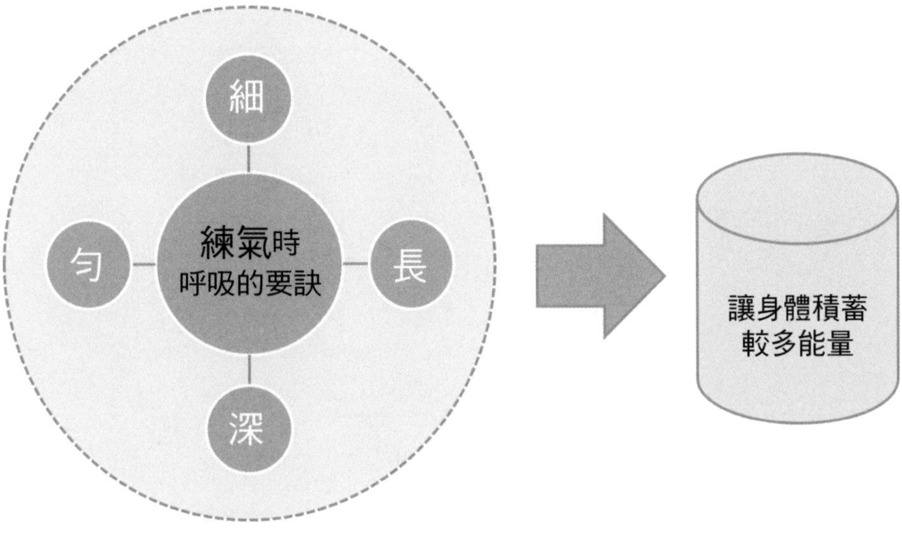

12 練氣化精的原理

在道家的練氣公式中，就數「精」這個字語義最模糊，道家經典對「精」的成分及功能也極少著墨，所以不容易瞭解。其實在人體的各種氣裡面，「精」與健康的關係最為密切。

房中術起源春秋戰國時期，於兩漢、魏晉南北朝時期非常盛行。修此道者，將「精」解釋成男子精囊裡的精液，認為精液非常寶貴，說是「一滴精，十滴血」，並主張人的生命是由父母性交「牝牡之合」而產生的，而性合之源則在於精，因此將「男女合氣之術」視為符合道家陰陽思想的練精之道。

「精」到底是什麼？《靈樞．經脈篇》說：「人始生，先成精。」如果把句話的「精」解釋成精液，《內經》這句話就該解釋成：「生命的開始，先形成精液。」這未免太荒唐了吧？所以張伯端《金丹四百字》解釋說：「煉精者，煉元精，非淫佚所感之精。」元精是氣的一種，而動了淫慾所產生的精只是「含有精的液體」；伍沖虛《天仙正理直論》說：「若人認此交媾之精為藥者，即為邪見。」伍沖虛也認為，將精液當做練功的原料實在有點荒唐。

內丹派主張陰陽雙修的以明朝陸西星的「東派」以及清朝李西月的「西派」為主。陰陽雙修道派的立論，認為人由男女交合而生，若要逆練成仙，也必須走男女交合的路徑；其實，這些人將生命的「起點」弄錯了，生命的起點在於精子卵子媾合的一剎那，而不是男女交合的那一刻。而且有些雙修派以十五歲至二十歲之間的處女為「鼎器」供男子採補，未免太不人道。至於南宗陰陽栽接之上乘法，在隔體神交，男不寬衣，女不解帶，則另當別論。

關於房中養生的領域，有的修道家則主張禁慾，例如彭祖說：「服藥千裹，不如獨臥。」彭祖認為，欲得長生以離慾為上。但是大部分的道家認為雖不可縱慾，但也不可絕慾，葛洪《抱朴子》就說：「人復不可都絕陰陽。」藥王孫思邈也說：「男不可無女，女不可無男。無女則意動，意動則神勞，神勞則損壽。」認為若強行禁慾，不但會常常性幻想而傷神，而且容易導致「壅閼之病」，曠男怨女多病而不壽，可以為證。

因為人間也稱為「陽世」，所以道家稱男子洩精為「出陽關」，有些修道家練精時用手指點住生死竅以制止精液從陽關出去，讓它回頭走「神仙路」，這個功法稱為採自家水調外藥，由於動作太過猥褻，道家傳到此段大都不明說，常用打啞謎的方式讓人去猜；有些雙修家則採用意念控制射精的技術，名為「玉閉」、「閉固」，修練的人皆視為不傳之祕。

雙修之道在宋代曾被朝廷禁止，在現代社會就更加難以傳續了。練精還是以「積氣養精」的方法為萬全之策。《古文參同契》說：「元氣之積厚而精英者，稱為元精。」

我們將經由呼吸吐納吸入丹田的元陽，經過長期累積儲存，並加以淬練轉化，其產生的精華才叫做元精，這才是練氣化精的正途。

南朝名醫金元起說：「肝精不固，則目眩無光；心精不固，則事易忘；脾精不固，則齒衰髮白。」中醫認為，五臟六腑都有精的存在，所以「精」是氣的一種，它關係到四肢、五臟的健康及六識感官的靈拙。唐代施肩吾編著的《鍾呂傳道集》也說：「丹田有三，上田神舍，中田炁府，下田精區。」三田都是練氣修道的部位，精氣的源頭則在丹田，精氣由丹田啟動流經氣脈運行全身，《黃庭內景經》說：「但當吸氣煉子精，寸田尺宅可治生。」這裡所指的「寸田尺宅」就是丹田，我們將氣吸到下丹田之後，把它練成「精」，才可以調理我們的健康。「精住則形固」，精氣不散則身體強壯，精是強健身體的要素，林語堂把「精」這個字翻譯成 life-force，倒是非常恰當。

《黃帝內經》說：「兩神相搏，合而成形，常先身生，是謂精。」漢．韓嬰《韓詩外傳》也說：「天地有合，則生氣有精矣。」所謂「兩神相搏」、「天地有合」，都在說明人的生命起源於天地陰陽二氣的交媾，陰陽交媾合成的精，是人體生長、發育所必須，精是建構人體五臟六腑、四肢百骸、肌肉皮毛的基本元素。

宋鈃、尹文是戰國中期的道學家，對「精」有很精闢的見解，其所著的書說：「精存自生，其外安榮。內臟以為泉源，浩然和平，以為氣淵。淵之不涸，四體乃固；泉之不竭，九竅遂通。」由這些話看來，精的功用可以讓我們的外表「安榮」，可以讓我們的五臟「浩然和平」，可以讓我們的筋骨皮肉「四體乃固」，還可以讓我

「精」是什麼？

《靈樞·經脈篇》：「人始生，先成精。」

張伯端《金丹四百字》解釋說：「煉精者，煉元精，非淫佚所感之精。」元精是氣的一種，而不是動了淫慾所產生的精。

《古文參同契》：「元氣之積厚而精英者，稱為元精。」

將經由呼吸吐納吸入丹田的元陽，經過長期累積儲存，並加以淬練轉化，其產生的精華才叫做元精。

南朝名醫金元起：「肝精不固，則目眩無光；心精不固，則事易忘；脾精不固，則齒衰髮白。」

中醫認為，五臟六腑都有精的存在，所以「精」是氣的一種，它關係到四肢五臟的健康及六識感官的靈拙。

《黃庭內景經》：「但當吸氣煉子精，寸田尺宅可治生。」

將氣吸到下丹田之後，把它練成「精」，才可以調理我們的健康。

《黃帝內經》：「兩神相搏，合而成形，常先身生，是謂精。」漢·韓嬰《韓詩外傳》：「天地有合，則生氣有精矣。」

「兩神相搏」、「天地有合」都在說明人的生命起源於天地陰陽二氣的交媾，陰陽交媾合成的精是人體生長、發育所必須，是建構人體五臟六腑、四肢百骸、肌肉皮毛的基本元素。

戰國道學家宋鈃、尹文：「精存自生，其外安榮。內臟以為泉源，浩然和平，以為氣淵。淵之不涸，四體乃固；泉之不竭，九竅遂通。」

精的功用可以讓我們的外表「安榮」，讓我們的五臟「浩然和平」，讓我們的筋骨皮肉「四體乃固」，還可以讓我們的經脈穴道「九竅遂通」，實為人類生命榮枯之所繫。

《內經》：「真氣者，經氣也。」《吐納經》：「精者血脈之川流也。」

真氣既然行走於血管、經脈之中，它必有推進的動能，精含動能，其性質與電相似，所以這一類的氣都歸屬於精。

們的經脈穴道「九竅遂通」。精的作用如此之多，實為人類生命榮枯之所繫。

另一方面，《內經》說：「真氣者，所受於天，與穀氣並而充身者也。」「穀氣」是指食物中所含的精微物質、生物能，《內經》認為我們從天地之間採取的「真氣」，可以與食物的「穀氣」合流，用來充足我們身體的氣。《內經》又說：「真氣者，經氣也。」《吐納經》也說：「精者血脈之川流也。」真氣既然行走於血管、經脈之中，它必有推進的動能，精含動能，其性質與電相似，所以這一類的氣都歸屬於精。

上海五〇一研究所胡海昌教授曾提出「孤立波理論」，認為行走於經絡氣脈中的波是一種「孤立波」，它不是單純的力學波，而是包括力學的、熱力的、電磁的、化學的、訊息的波耦合在一起的綜合性的波。

我和某道友有事相商時，大都約在咖啡廳碰面，通常我們都會點花茶、水果茶之類的飲料。飲料上桌，喝了一兩口之後，我和道友常立刻閉口不語，直如老僧入定一樣，旁人看了覺得很奇怪，其實我們正在用心感覺飲料配方的氣好不好，氣走的又是哪一條經脈。古時神農嚐百草，也是用同樣的方法來檢驗藥性，觀察植物的能量對人體的影響。我們平常吃的動物、植物，都含有生物能，生物能進入人體之後，它會根據自身的五行屬性找尋適當的經脈進入不同的臟腑。但是，有時候因為吃的方法不對，有時候則因體質不合，病從口入也不自知。

丹田又名「水府之地」，我們藉由吸氣將元陽帶進丹田，名為「一點真陽入陰海」，陽氣在丹田中與陰氣會合交媾，陰就會把陽包起來，所以《悟真篇》把精稱為

「陰中陽」，陰靜陽動，陰陽結合就是動能和靜能的結合，《陰陽五行論》說：「陰得陽蒸，故能上升，陽得陰制，故能下降。」陰陽結合產生生化作用，這個過程就叫做「練氣化精」。與老子齊名的關尹子說：「吸氣以養精。」這句話即明確指出，練功的第一個步驟就是吸入後天氣用來養精，精是氣養出來、練化出來的，練功初期不斷的吸氣入丹田，等待丹田發熱，即為積氣有成的現象，然後可以進行練氣化精的工程；明代道人陽道生在《真詮》一書中也談及「元氣生元精」的道理。

關尹子又說：「人若根源牢固，呼吸之間，可奪天地之正氣，而壽命延長。」因為人身的能量與天地是對流的，人可以取用天地無窮的能量而延長壽命，但條件是必須本身要「根源牢固」，用譬喻的方式加以說明：我們必須在自己身上建立一個「電瓶」，這個電瓶如果功能良好，它就可以引進天地的電能而充電，隨時儲備足夠的電能以供身體之用，讓我們活得很長壽。人身的電瓶在哪裡呢？就在丹田，穩固的丹田就是健康的根源。

丹田是什麼？道家前輩說：「不過若一氣囊耳，如氣不沉丹田，則囊扁而不開。」經過長期氣沉丹田的鍛鍊之後，丹田即能逐漸「開竅」，小腹肚皮的細胞對於能量的敏感度不斷提高，不但可以吸收更多的能量，而且產生「轉譯能量」的功能，能將我們帶入丹田的氣轉化為生物能，為身體所用。

13 精的性質與功能

西漢時期的道家經典《老子指歸》裡有一段論述，明確指出「道即平衡」，平衡才能造成穩定。科學家經過實驗得知，人體是一個等離子體，在正常狀態之下，人體內的陰陽電荷密度幾乎是相等的。《黃帝內經》說：「陽化氣，陰成形。」以陰陽的性質而言，陽主動，主火，主氣化作用；陰主靜，主水，主固化作用。人為陰陽所生，當人身的陰、陽成分數量相等時稱為「陰陽平衡」，這時身上的氣處於穩定狀態，體溫也維持在正常溫度，身體也就感覺平安舒適。

人體的氣不論是陰偏盛或陽偏盛，都會產生種種疾病，大陸的醫學家採用經絡電測量檢驗得知，當人體臟腑發生病變時，經脈的電荷密度也失去了相對的平衡狀態。中國的醫學經典文獻《類經圖翼．醫易》說：「醫者，意也，合陰陽消長之機。」中醫治病的原理，就是察出人體陰陽失衡的狀況，利用藥物加以調整，讓機體恢復陰陽平衡，重新發揮自我免疫的功能。

中醫說：「氣為血之帥。」又說：「氣行乃血流。」自古醫家認為氣、血是一體的，氣中有血，血中有氣，氣若不通，血就會阻塞。因為血屬陰，陰主固化，而氣屬陽，陽主氣化，因此血中的陰需要加上氣中的陽讓它氣化，以保持血液的生命力，血就不易濃稠沉澱，血管也才不容易硬化，血中氣足，氣血通暢，自可百病不生。我們體內任何部位若有髒氣、濁氣、冷氣瘀積，由於這些物質性的濁氣使得氣血的循環受阻，讓我們的身體營養不進、廢物不出，以致產生疾病。

醫學上的「代謝症候群」指的是血脂、血糖、三酸甘油脂、膽固醇、尿酸等指數偏高，成為致病因素。這些症狀的形成，除了肇因於遺傳以及生活、飲食的不正常之外，血液的氣化程度不足也是一大原因，血液不活潑、生命力不足，必導致代謝機能減低。現代人在中年之後常會發胖，出現鮪魚肚，大體上也是代謝出了問題。根據衛生單位調查，腰圍過大是導致代謝症候群的主要元兇，罹患高血壓、糖尿病、心臟病、中風的機率是常人的數倍；究其原因，是因為大量靜脈血滯留腹部無法回流，加上大量脂肪屯積之故。人到中年，必須預防

氣、血的關係

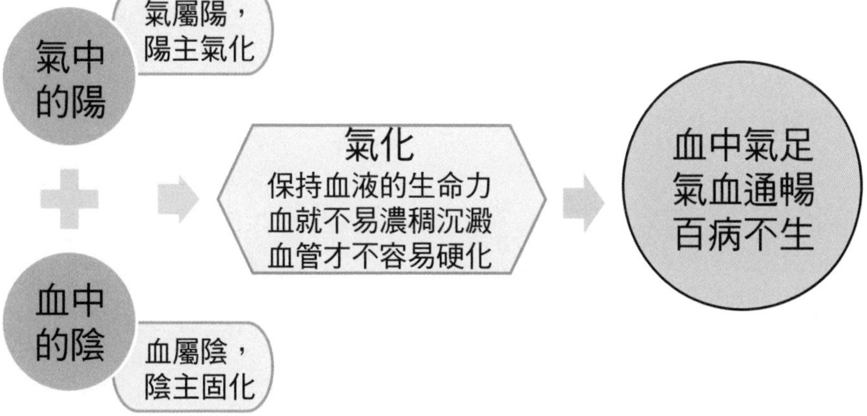
氣中的陽
氣屬陽，陽主氣化
血中的陰
血屬陰，陰主固化
氣化
保持血液的生命力
血就不易濃稠沉澱
血管才不容易硬化
血中氣足
氣血通暢
百病不生

這些現象產生。

因此，「氣血交融」是強化循環功能的關鍵，武術家也認為「氣能洗血」。桃園敏盛醫院高壓氧中心主任陳興漢醫師在一項「氣功對血液影響」的實驗中發現，一般人血液裡的紅血球串連現象常造成臨床上產生疲倦、腦部缺氧的情況；但是血液經灌入氣功能量後，原本串聯的紅血球明顯恢復成渾圓單顆的活潑血球，產生紅血球分離、活化現象。一般而言，血液離開人體只存活約半小時，經過氣功活化的紅血球活動力卻可以延續約五小時，這就是氣血交融效應所產生的現象。

依據物理原理，血重濁而下沉，氣清輕而上浮，人上了年紀，氣血逐漸分離，血沉積在下半身無法回流，氣上升至上半身導至攝能功能減弱，健康便每下愈況。我們必須違反物理原理，常練氣功，利用呼吸吐納，把陽氣貫注下半身與靜脈血混合，下沉的血加入陽氣的動能之後便會活化，重造循環之順暢。人體的最高點腦部若能得到氣血的充分供應，人到老年還可維持頭腦清醒，不易罹患失智症。中國中醫研究院曾經做過實驗，證實氣功鍛鍊能夠延緩老年人的智能衰退。

《黃帝內經》說：「陽氣者，若天與日，失其所則折壽而不

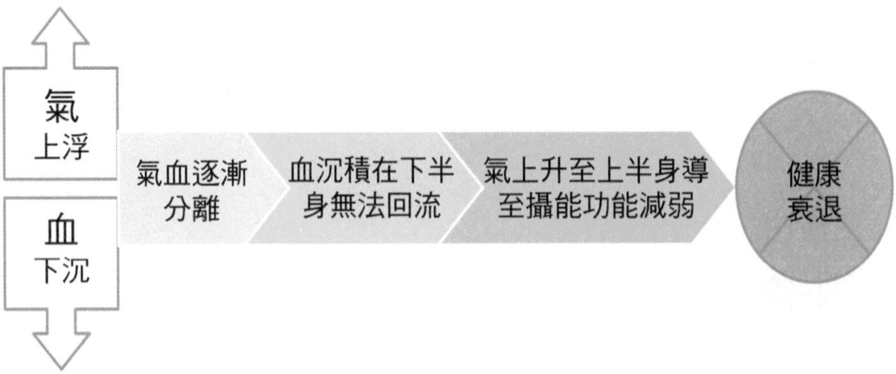
氣
上浮
血
下沉
氣血逐漸分離
血沉積在下半身無法回流
氣上升至上半身導至攝能功能減弱
健康衰退

彰。故天運當以日光明，是故陽因而上衛外者也。」有了陽光，大地因而溫暖而充滿生機，同樣的，人體內陽氣足、能量高，也能使身體溫暖而充滿生機，而且「上衛外者也」這句話，是表示氣強的人體表有一個保護層，可以禦寒、禦熱，而且可以減免外力撞擊的傷害。道書上常記載臥睡雪中的奇人軼事，以現代醫學的眼光來看，就是免疫力很高的現象。

諾貝爾獎醫學評審會主席布莊．挪丹斯滄（Bjorn Nordenstrom）在他的《生物體內的閉路電流》一書中指出：人體內的閉路電流及電磁場，自成一個小宇宙，當人體受傷或肌肉運動時，該部位的細胞會發出荷正電的粒子，鄰近的體素細胞則會相對發出荷負電的電子，正負兩極便匯成電流，電流與白血球會往傷處奔流，以消滅入侵的細菌，稱為「療癒電流」，這即是人體氣的免疫、自療作用。

有一回我和一位道友在聊天，道友手臂不小心碰了桌角一下，立刻出現一塊烏青，他馬上運功自療，只見那塊烏青漸漸淡化，不一會兒就消失不見了，這個現象顯示道友能夠驅使瘀血瘀氣迅速散開流通。總之，精氣經常布滿全身，可以使我們全身經脈暢通，內臟乾淨，細胞也能不斷吸收能量而不易衰老，讓我們長保年輕健康。

身體不鍛鍊的結果

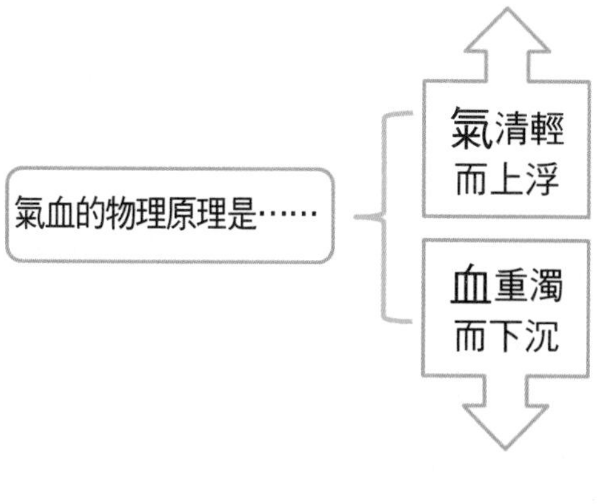
氣血的物理原理是……
氣清輕而上浮
血重濁而下沉

練氣功的好處

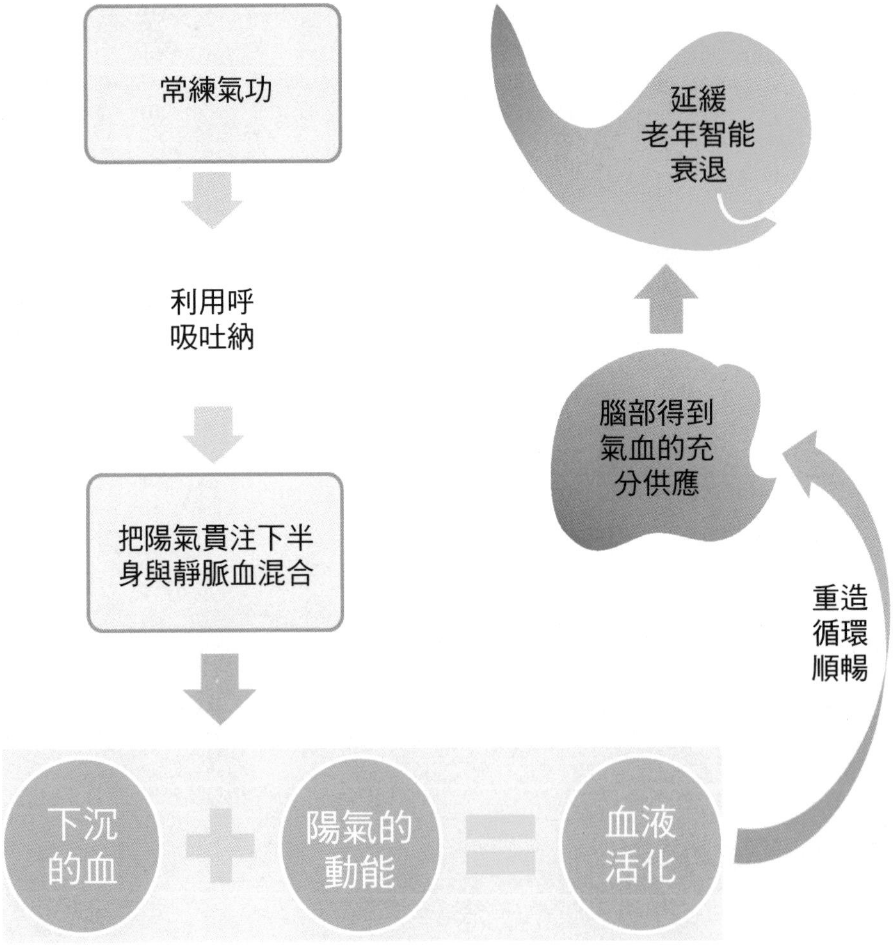
常練氣功
利用呼
吸吐納
把陽氣貫注下半
身與靜脈血混合
下沉
的血
陽氣的
動能
血液
活化
重造
循環
順暢
腦部得到
氣血的充
分供應
延緩
老年智能
衰退

人體的氣的免疫、自療作用

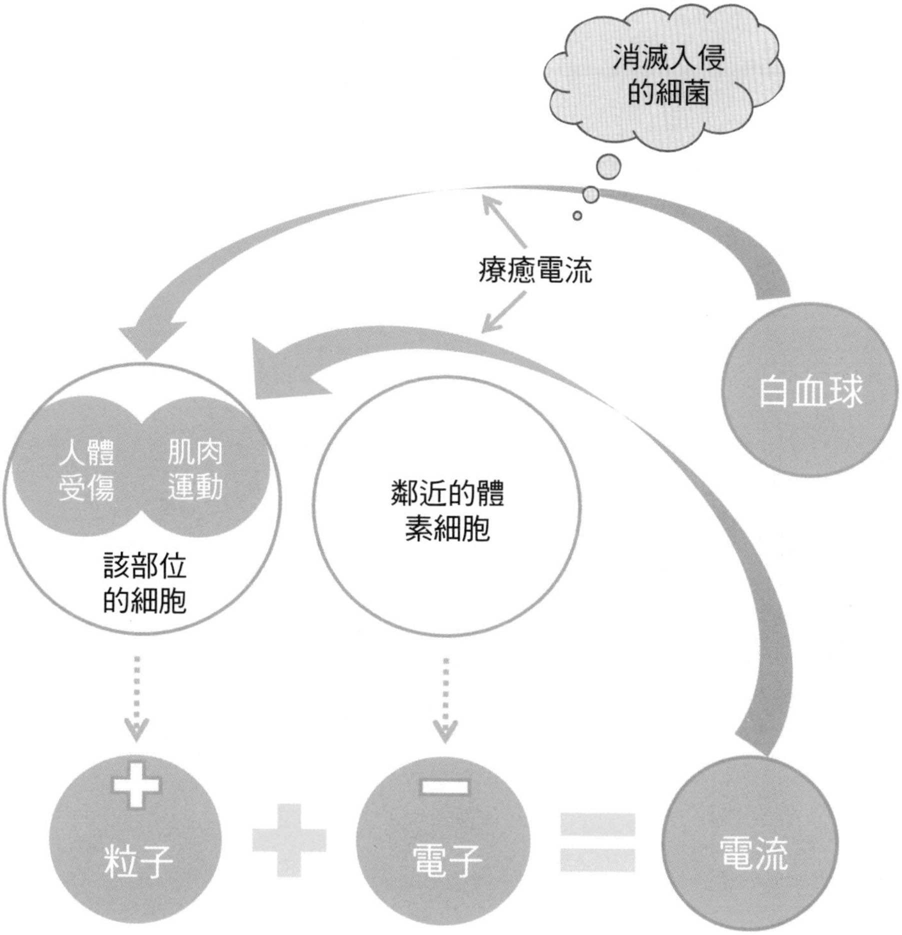

14 如何利用呼吸攝取能量？

科學家實驗證實：深呼吸能夠加速消除體內毒素的速度，每天三次，每次來十個深呼吸，持之有恆地去做，它的效果勝過任何健康食品。我們在林間湖畔空氣新鮮之處進行深呼吸，也立刻會產生提神醒腦的效果，道理何在？

因為鼻子吸進空氣之後，首先進入鼻腔，鼻腔靠近大腦的地方，有個部位叫做「腦電神經叢」，它會攝取空氣中的能量，而且我們的呼吸道也有許多感電的細胞，同樣也能夠攝取能量。但是，這些感電的器官，其感電的程度有時高有時低，一般人平常的呼吸極為短淺，呼吸效率低，容易造成身體缺氧、缺電而引發各種疾病。為什麼深呼吸時效能特別高呢？關鍵在於你是否「用心去感覺吸進鼻腔的空氣」。

呼吸吐納的訣竅，是利用「眼觀鼻，鼻觀心，心觀丹田」的方法建立氣的行走路線，用心將氣導入丹田。練習呼吸吐納時，不但將呼吸的速度放慢，而且我們的心非常專注，吸氣入鼻腔之後，心帶著氣在呼吸道中緩緩前進，這時呼吸道細胞的敏感度大為提高，而且有更充足的時間攝取能量。日久功深，心神與呼吸的能量相依相隨、同進同出，古真云：「心息相依，久成勝定。」心息相依能使我們的身體增加能源，是練氣修道極為重要的功法。

一般而言，我們在練氣一段時間之後，就會覺得額頭和鼻子附近麻麻的、癢癢的，便是這些部位已經開始產生「氣感」，此時我們也會感覺鼻腔極為通暢。近代道學家王明編的《太平經合校》說：「鼻中通風，口中生甘，是其候也。」鼻中通風是衡量練氣是否得當的徵候之一，許多人為鼻塞所苦，但是只要鼻子「氣通了」，亦即呼吸道細胞攝能功效提高，氣的保護提高了免疫力，鼻病即可不藥而癒。醫學家認為，腦子缺氧可能是許多老化或慢性病的共同起源，但是腦電衰弱可能是更重要的原因，何況腦電衰弱，沿著腦幹中樞神經下行的能量減少，以致造成心電不足、心肺功能衰弱。

練習呼吸吐納時，有些人氣感來得快，有些人氣感來得慢，關鍵在於你夠不夠靜心、專心，這是能不能夠將外界的能量引進體內的重要「心法」。當空氣進入鼻腔的一剎那，你的心便須與空氣中的能量相伴前進，才能大大的提高呼吸的效率。道家西派初祖李涵虛的「鎖鼻術」，即是在呼吸時將心意守在鼻孔外的方寸之地，其用意是：在空氣尚未進入鼻腔之前，心意與外界的能量取得連線，在心息相依的情況下，呼吸時便能將天地能量源源不絕導入體內，使生命獲得大量的能源。但是，在此必須提醒讀者諸君，以上心法只宜在練氣時採用，且須將氣導往丹田，平時則以常態呼吸方式呼吸就好，尤不宜長時間將心意駐守腦部，以免腦部過熱，影響內分泌的功能。

吸氣時，我們以心領氣循著任脈下行，朝著丹田前進；但是，氣走到嘴巴就下不去了，因為嘴巴是分開的，氣走到這裡路徑就被截斷了，這時候就要「搭鵲橋、過重樓」，搭鵲橋的方法是要將舌頭後縮一點，把舌頭放在上顎的凹洞裡，其目的在接通任、督兩脈。嬰兒在娘胎裡就是舌舐上顎的，所以嬰兒剛出生的時候，婦產科醫師要用手指把上捲的舌頭勾出來，嬰兒在娘胎裡用的是胎息呼吸，舌頭上捲的作用即在連接任、督兩脈。氣行經喉嚨時須循階而下，故名曰「下重樓」。

舌舐上顎時舌尖就會接到氣，之後將氣傳到舌根，透過舌下的玄膺穴下降，順著氣管下十二重樓，氣降到胸部之後，還要將它集中成為一束，以利於通過心窩處的狹小通道，將氣送交肚臍再送入丹田。

在《赤鳳髓》、《衛生真訣》一類的養生書裡面，大部分的導引姿勢都要搭配運氣若干口。養生家運氣的方法是：將氣從督脈提上來，繞過頭頂之後下行，然後吞一下口水，讓氣循任脈回歸丹田，完成這個過程叫「一口」，而吞口水的動作，也是藉著吞嚥的感覺協助氣下行。此一過程名為「咽氣」，是歷代道家常用的練氣功法。

呼吸吐納還有一項重要的作用「吐故納新」，亦即吸清氣，吐濁氣，吸清氣用鼻，吐濁氣卻必須用口，吐納即是「口吐鼻納」之意。南北朝的陶弘景博學多才，晚年隱居茅山，皇帝常派人向他請教，而有「山中宰相」之稱。他傳下了許多養生功法，他在《養性延命錄》一書中說：「凡行氣，以鼻納氣，以口吐氣，微而引之曰長息。納氣有一，吐氣有六。」長息是指呼吸要緩慢細長，讓身體有充份的時間吸氧吸能，「納氣有一」指吸氣只有從鼻子吸進一種，「吐氣有六」指吐氣的方法有六種，這就是吹、呼、嘻、呵、噓、呬「六字訣」，一般練氣時的吐氣方法多用「噓」字訣，因為用噓字最適合「微而引之」，亦即綿長吐氣，其目的在導出臟腑之濁氣及廢熱外排，並可強肝、清血，方法是：「噘嘴緩慢細長的噓氣，噓氣的聲音以自己耳聞為度。」

吐氣還有一項訣竅：吸氣時我們用心將氣帶入丹田之後，心就留在丹田，不要注意吐氣的動作，因為氣是跟著心走的，你用心吐氣，又把剛剛吸進來的氣帶出去了，豈不白費功夫？為什麼吐氣必須用口？因為鼻之通道有三：一通口、一通鼻、一通腦，如果用鼻吐氣，濁氣、廢熱會沖到第三腦室，容易造成頭腦昏沉的現象。

總之，利用呼吸的功法可以統稱為「服氣」，一般而言，服氣大都佐以導引、武術、按摩、叩齒、鳴天鼓、咽津、存想、守竅等方法，其功法在隋唐時代發展成熟，提出各種服氣功法的多達五十餘家，不但盛行於各道派，民間人士也很熱衷學習。

六字訣養生法

六字訣	功效
吹	吹主腎，腰膝酸軟，盜汗遺精，有疾作吹吐納治之。
呼	呼主脾，脾連唇，脾火熱即唇焦，有疾作呼吐納治之。
嘻	嘻主三焦，胸脅悶痛，有疾作嘻吐納治之。
呵	呵主心，心連舌，心熱舌乾，有疾作呵吐納治之。
噓	噓主肝，肝連目，肝火盛則目赤，有疾作噓吐納治之。
呬	呬主肺，肺連五臟，受風即鼻塞，有疾作呬吐納治之。

15 陰竅的運用與導氣入地

藉由呼吸從外界吸進來的陽氣具有電能、熱能，性質剛烈躁動，它在身體裡是很不安定的，要控制它並不容易。《管子》一書中曾談到心術與制氣的言論，管子認為，氣為陽，為動之因，採取過多容易讓全身的氣失去平衡，所以要制氣使其穩定，管子的方法是「以靜制氣」、「以神御氣」。制氣是練氣過程中很費事的一項工程，必須將已經進入體內的氣讓它穩定的留在丹田，以免浮動上火或外馳散失，所以伍沖虛說：「聖凡之分，只一伏氣也。」

任何電器接上地線之後，相對比較安全，因為火電很凶猛，萬一漏電就會傷人。同樣的，丹田裡的陽氣累積到一個程度，也會變得凶猛，所以也要將它導入地下，這就是老子說的「人法地，地法天」，意指練功要讓氣先往地下走，接通地氣，再利用地氣上升的作用去接通天的能量。魏伯陽的《參同契》被道家奉為「萬古丹經王」，書中有一句：「從頭流達足，究竟復上升。」即在說明氣必須下行入地再反彈上來，這是練功最重要的訣竅，但是自古以來很少人談及其中道理。

近代出土，距今二千四百年前戰國時代的《行氣玉珮銘》即說：「行氣：深則蓄，蓄則伸，伸則下，下則定，定則固，固則萌，萌則長，長則退，退則天。」意思是說，練氣的過程像一棵樹的生長過程一樣，先往地裡向下扎根，待根扎穩了，再往上萌芽，往天空發展長出枝葉。同樣的，我們將氣吸到丹田，丹田蓄足了氣之後，先要走入地下銜接地氣，讓氣固定在地下。大地為生命之母，身上的氣能與地氣連通，我們就能採取大地源源不絕的能量。

練功必先「築基」，築基有兩種說法，修道的築基又稱「練己」，《張三豐大道直指》說：「初功在寂滅情緣，掃除雜念，除雜念是第一著築基練己之功也。」指出練功之前要排除雜念，心地清靜，割絕貪愛，超脫習染，即是修道之築基功夫。《悟真篇》說：「百日立基，養成氣母。」意指心靜神定，即是埋下修道的種子，方可以進行修練。

但是練武之築基又自不同，所謂「入門先站三年樁」，練武的築基功夫是扎馬步，其目的即在導氣入地。科學家實驗得知，身體的任何部位用勁或緊張，該部位的皮膚電位就會升高，顯示氣會往身體用勁或緊張的部位流動。比方說，我們在工作、運動的時候，經常用力的部位，因為氣經常到位，所以該部位就會越來越強壯。

扎馬步時身體重心下移，只有腳部用勁，上身放輕鬆，下肢的氣脈逐漸打開，氣就會由上往下流經湧泉入地，日久功深，身上的氣會與地氣結合在一起，下盤就會變得非常穩固，功夫高不高深，由此可以判斷。太極拳樁步走拳、自然門矮襠走圈，用意都在導氣下行，功夫很高的人，將氣往下打與地氣掛勾，一群人都推不動。

人身上、下各有一個穴道接天、接地，接天的穴道是靈台，接地的穴道是陰竅，如果將人身比喻為一個電瓶，靈台及陰竅就是接通天陽、地陰的兩個插頭。人出生之後，這兩個穴道漸漸都閉塞了，所以要重新「開竅」才能利用；接天電要開靈台，接地電要開陰竅，這是練氣過程中非常重要的兩個穴竅。大部分的門派都很注重樁功，因為長期站樁有開通陰竅的效果。有些人練功時「提肛」，久練提肛雖然也會引動陰竅，但因為肛門的位置不在身體中線之上，而在身體的偏後方，所以提肛會導致火氣向後

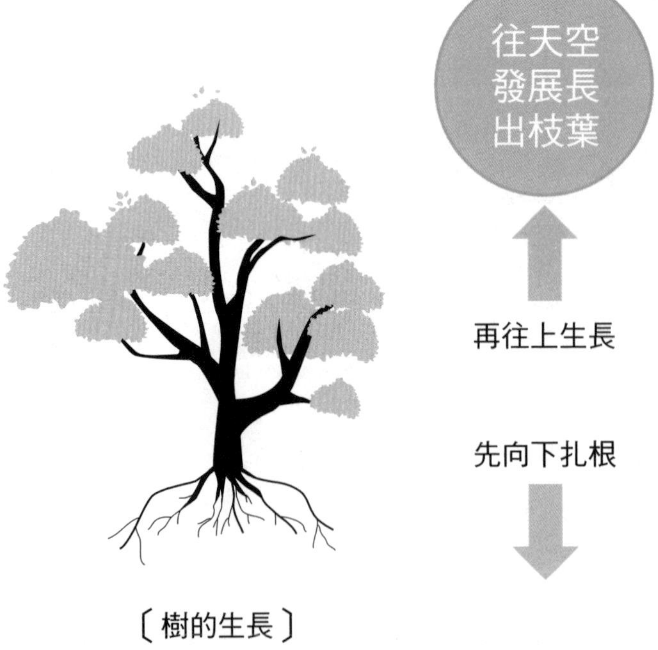

〔樹的生長〕

走沿著背部上行，讓人背痛難當、頭昏腦脹。

陰竅位於會陰之上，張伯端《八脈經》指出該穴「在坤地尾閭之前，膀胱之後，小腸之下，靈龜之上」，古代醫家不知有此一穴道，現代解剖學則稱為前列腺。英國學者費約翰（Sir John Vane）即以研究前列腺的成果獲得一九八二年諾貝爾獎，前列腺素在生殖、消化、循環、代謝等方面，都具有複雜的生理及藥理作用。因此，陰竅不但是練氣的重要關竅，在醫學上也是一個重要的器官。

陰竅又名生死竅、復命關，為人身奇經八脈之總根，上通靈台，下通湧泉，是精炁的轉運站，此竅一通，諸脈皆通。醫學家亦發現前

練功必先「築基」

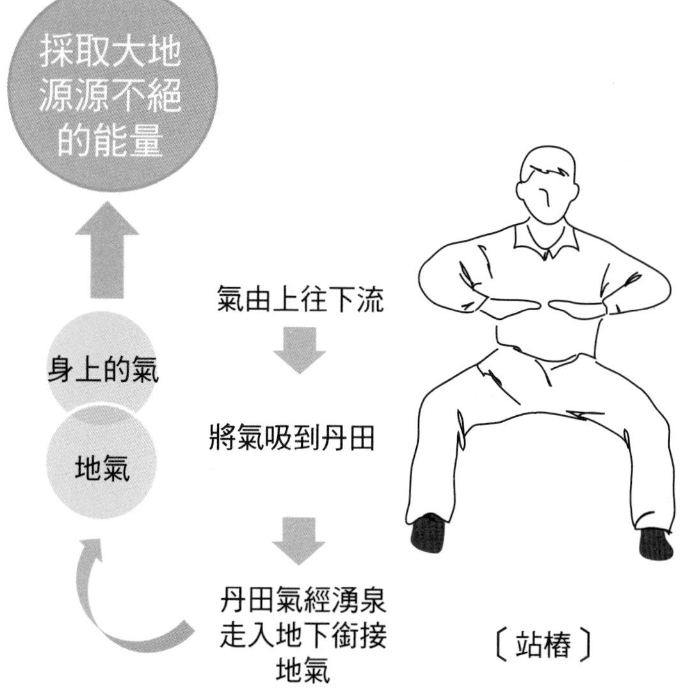
採取大地源源不絕的能量
身上的氣
地氣
氣由上往下流
將氣吸到丹田
丹田氣經湧泉走入地下銜接地氣

〔站樁〕

列線素可以提高神經細胞之放電速率及神經纖維的傳導速度。張伯端《八脈經》說：「採陽氣，唯在陰蹻為先。」李道存《後天串述》也說：「尋氣以陰蹻為先。」兩位修道家皆認為，神光下照陰竅最易引生內氣，因為守陰竅可以生元陰真水，陰足陽自來，元陰真水自可吸引元陽真火，因此，《張三豐大道指要》說：「調息者，調度陰竅之息，與吾心中之氣相會於氣穴中也。」

陰竅開通之後，一提陰竅，立即接通大地陰電，方可進行一切的功夫修練，幾乎所有的功法都須提陰竅。張伯端說陰竅「得之者身體康強，容顏返壯」，而且，經常接通陰竅能令人果決威武有魄力，並讓人心平氣和、飄逸豁達。

靈台、陰竅是接通天地的穴道

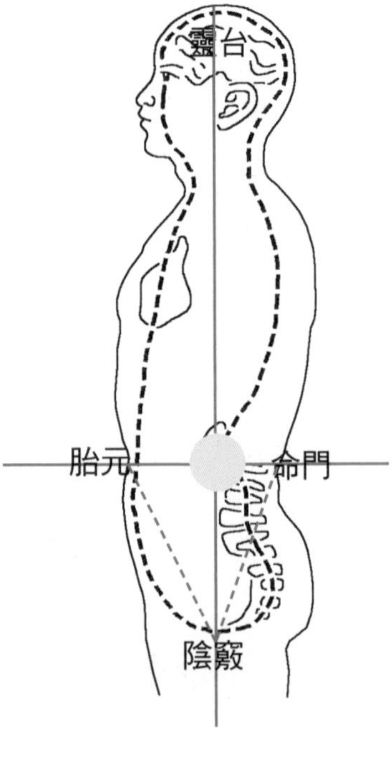

一般而言，陰竅需要一段相當長的時間鍛鍊，才可以達到靈活敏捷、隨意運用的地步。陰竅的位置在大小二便前七後三的地方，也就是人體上下中線的下端出口。陰竅這個穴道原本是空盪盪的，初練時找不到位置，但只需用意念控制會陰肌肉用點力氣往上提，一提一放，練一段時間之後它就出現一個銅錢大小的「有感範圍」；繼續練下去，等它聚成一個點的時候，只要往上一提，就能接通地電。在陰竅開通的初期，會有明顯跳電的感覺。陰竅亦稱十二圓覺，連通地下十二條龍脈，與靈台連通十道天光互相呼應。

前列腺又名攝護腺，根據統計，五十歲以上的男性約有三十～四十％患有前列腺肥大的症狀，七十歲之後

前列腺的位置

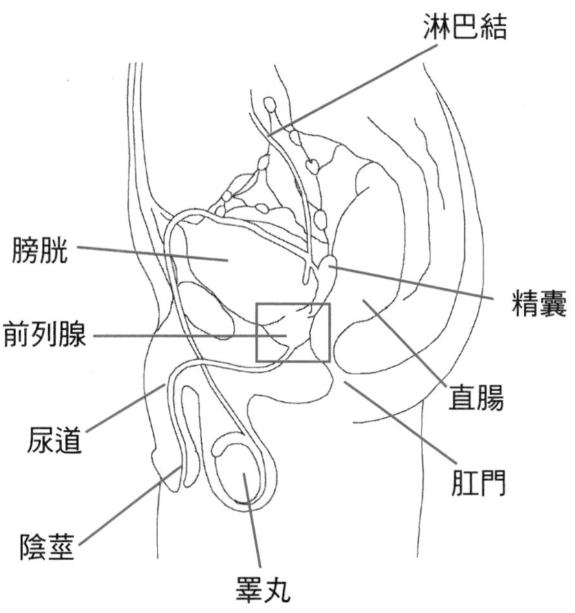

更增為六十～七十％，美國每年有四萬人死於前列腺癌。前列腺肥大所造成的頻尿、夜尿、小便困難等症狀令人非常困擾，常練陰竅，可以減低罹患此症的機會；在日常生活中有一項動作可以鍛鍊前列腺，那就是「夾緊屁股走樓梯」，常練可以促進前列腺的健康。

有位網友問了一個奧妙的問題，他問：「女人沒有前列腺，如何練陰竅呀？」自古以來，大部分的道書丹經都在談「男丹」，談女丹的人較少。清光緒年間賀龍驤編的《女丹合編》蒐羅《坤元經》、《壺天性果女丹十則》、《女金丹》等數十種文獻，是研究女丹的重要資料，女人的身體構造跟男人不同，所以有些專屬女丹的特殊修練方法。其實，女人的陰道即等於男人的陰竅，當女人在控制陰道周圍的肌肉時，就能產生與男子陰竅相同的功能。在大門派裡也常有女俠、女眷練功，這是她們練功時親身體會出來的。

宋・俞琰說：「若無藥而行火候，則虛陽上攻，適是自焚其身也。」練功初期，如果不斷的吸取陽氣進入丹田不予控制，這種情形叫做「猛火煮空鐺」，有虛火上炎之患，會造成頭昏、目赤、嘴破、全身燥熱等現象，因此道家有所謂「止火」之法，《性命法訣明指》：「止火者，是不行吸呼之氣也。」停止利用呼吸將後天氣帶入丹田就能止火，一旦發現有上火現象時，就不要再吸氣到丹田了，只是若有若無的意守丹田就好。另一個止火的方法，就是要常練陰竅，吸取元陰真水，使陰陽得以平衡。除了練氣不得要領會上火之外，工作過度勞累或熬夜、飲酒，身體積留廢熱，都會出現上火的現象。

「火曰炎上」，精氣因為含有火氣，火氣勢必上騰，要讓陽氣乖乖留在丹田很不容易，因此「住氣」的功夫相當重要，或站樁以導氣下行，或開通湧泉與地氣連線，皆屬住氣的功法。練氣的主要心法是「意守丹田」，只要一絲絲心意看住丹田，再強的氣都不致亂跑，這叫做「一線繫九牛」，如能行住坐臥心意都不離開丹田，氣即可在丹田裡安定、成長變化。

一般人的身體經常會累積過多靜電，但現代人穿的鞋子大都是人造橡膠鞋底，導電功能極差；而且許多人住在高樓，活動環境也都舖上水泥柏油，腳底和土地接觸的機會極少，身體靜電無法釋放入地，將導致失眠、免疫力下降、提早老化等現象。偶而找一塊草地，赤腳徜徉草皮之上，可以釋放身體靜電，對健康相當有益。

16 練精必須動靜兼修

我們再重述一次莊子的說法：「吹呴呼吸，吐故納新，熊經鳥伸，為壽而已；此導引之士，養形之人，彭祖壽考者之所好者也。」這句話的養生公式是「運動＋呼吸」。呼吸可以攝取能量，這時如果配上一緊一鬆、一升一降、一開一闔的肢體活動，就能產生「導引」能量的效果。「熊經鳥伸」即是導引動作，目的在導引能量沿著氣脈散布到筋骨皮肉、五臟六腑，讓我們氣血暢通、體魄強健。因此，練氣的初步功夫，就是利用呼吸吐納加上肢體動作的導引，練氣強身就是莊子所說的「養形」。

觀察已經出土的歷代人物，常會看到他們擺出各式各樣的練功姿態，這是幾千年來人們共通的練功方式，因為動才能通氣散滯，活絡血脈，而呼吸吐納吸進來的陽氣充滿電能、熱能，也必須藉用勞動、運動消化能量，發汗散熱，並將氣流通散布全身。如果光是勞動而不練氣，身體就容易虧損；如果光練呼吸吐納而不活動，身體則容易上火。

修道家云：「無氣莫打坐，沒有麥子空推磨。」古人認為，入門學藝必須先從站

正確的練氣方法：動靜兼修

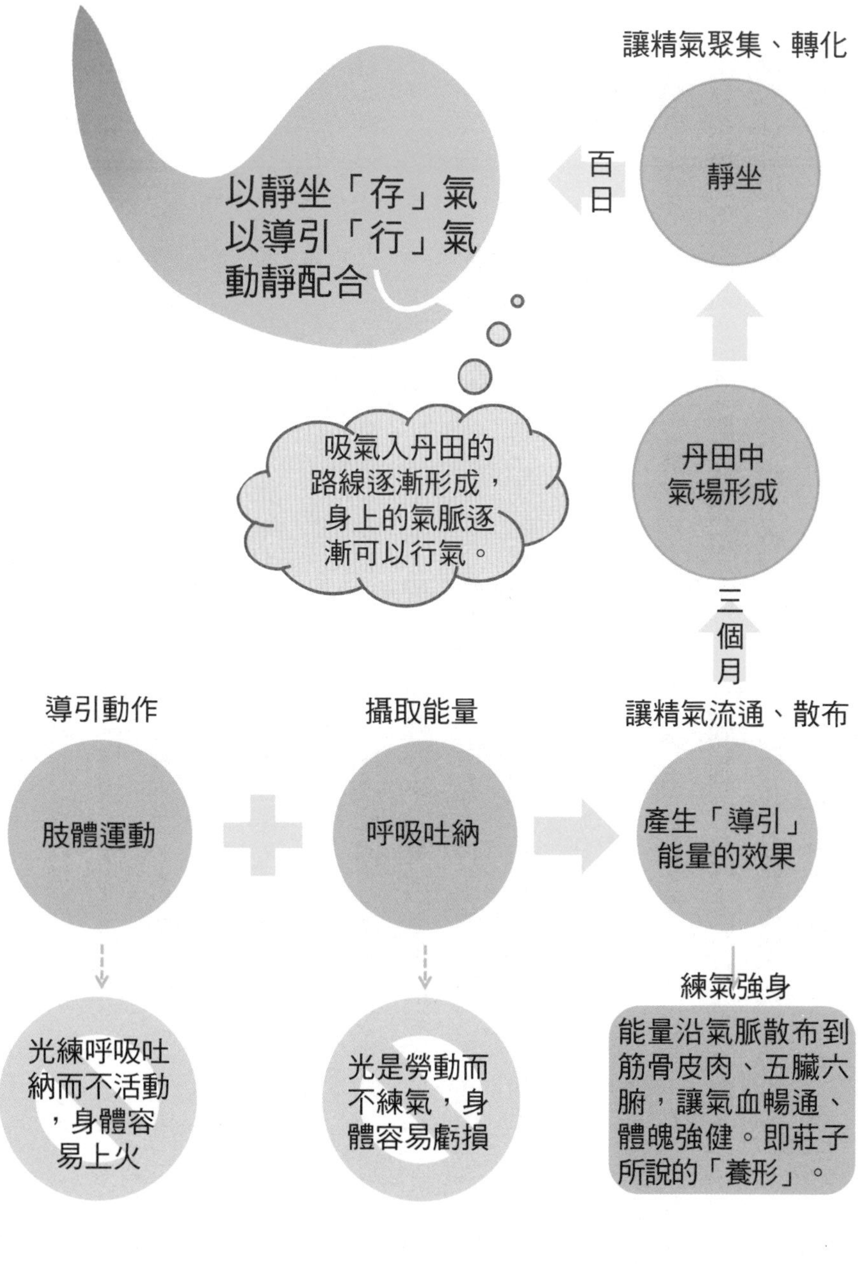
讓精氣聚集、轉化
靜坐
百日
以靜坐「存」氣
以導引「行」氣
動靜配合
吸氣入丹田的
路線逐漸形成，
身上的氣脈逐
漸可以行氣。
丹田中
氣場形成
三個月
導引動作
攝取能量
讓精氣流通、散布
肢體運動
呼吸吐納
產生「導引」
能量的效果
練氣強身
光練呼吸吐
納而不活動
，身體容
易上火
光是勞動而
不練氣，身
體容易虧損
能量沿氣脈散布到
筋骨皮肉、五臟六
腑，讓氣血暢通、
體魄強健。即莊子
所說的「養形」。

樁、功架這些基本動作練起，等到身體有氣之後才來靜坐比較妥當。現代人大都一開始就由打坐入手，這種做法古人是不鼓勵的。古人認為無氣打坐等於是「空轉」，將產生種種問題，許多僧尼、喇嘛即因長坐氣滯而渾身是病。此外，有許多人受到武俠小說、電影的影響，練了幾天功夫，便急於打通任督兩脈，希望一夕之間變成大俠，坊間有些氣功教室也迎合大眾心理而教授不合理的課程。還有不少人練了幾天功夫便自行用心電繞行周天，這是練氣的一大禁忌，因為使用心電乾燒線路將產生很多弊端，心電守竅太緊甚至會把穴道燒成一個硬塊。

因此，練氣化精必須「動靜兼修」，開始以導引動作配合呼吸，如果每天練功，經過三個多月之後，丹田中氣團已經形成，就可以兼練靜坐。導引是讓精氣流通、散布，靜坐是讓精氣聚集、轉化，經過百日築基之後，吸氣入丹田的路線已經逐漸形成，身上的氣脈也逐漸可以行氣，這時候以靜坐「存」氣，以導引「行」氣，動靜配合，才是正確的練氣方法。

白居易也練氣功，他在《動靜交相養賦》一書中說：「天地有常道，萬物有常性。道不可以終靜，濟之以動；性不可以終動，濟之以靜。」練氣化精是練功的第一步，必須遵行動靜相濟的道理。練氣若能動靜調和，則形、氣兩利，光靜不動或光動不靜，效果都將大打折扣。尤其不可只靜不動，否則久而久之必導致氣血停滯，百病叢生。如果你參加了靜坐課程，最好還要另外配合導引操或運動，才能相得益彰。

《呂氏春秋．盡數篇》說：「流水不腐，戶樞不蠹，動也。形氣亦然，形不動則精不流，精不流則氣鬱。」流水、門檻因為常動才不致腐敗生蟲，同樣的，人要常動，氣血才不會停滯阻塞。但光是動也不行，必須以靜的方式聚集、儲存能量。大進大出，小進小出，有消耗、有補充才是練氣的正途。

練氣動靜調和主要功法是「形靜心動」、「心靜氣動」。靜坐的時候，雖然身形不動，但是體內的氣在流動、在練化；練習導引操、打太極拳的時候，身形在動，但內在必須心平氣如、調運呼吸，氣機才能運轉順暢。功夫越高，定力也就越高，在練武、打拳時臉不紅，氣不喘；定力高則「疾雷破山而不驚，白刃交前而不懼」，不論外界有任何巨變，都不致造成心電的異常波動以及氣機的紊亂，氣不容易耗失，此謂之「神閒氣定」。許多人精神無法集中，心浮氣躁，即因神不安穩，以致定力欠佳。

練氣「動靜調和」主要功法

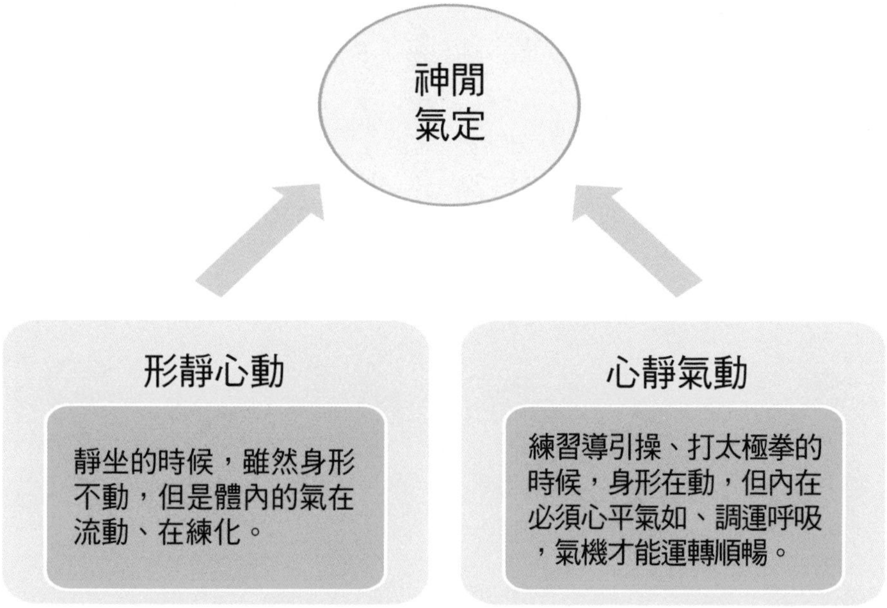

神閒氣定
形靜心動
靜坐的時候，雖然身形不動，但是體內的氣在流動、在練化。
心靜氣動
練習導引操、打太極拳的時候，身形在動，但內在必須心平氣如、調運呼吸，氣機才能運轉順暢。

17 練氣化精的功法

古時候的修練團體，不是修道，就是練武，養生則是副產品，但是現代的氣功大都標榜以養生保健為主。古代門派彼此之間競爭激烈，為了發揮超強的威力剋敵制勝，所練功法皆是難度很高的「苦功」，這些古傳的功夫不是人人可以忍受的，過去我曾介紹許多朋友入門練功，但大多數人練了兩、三天之後即告蒸發消失。

現代民眾為了追求健康，最常練的是輕鬆易學的導引術，例如站樁、易筋經、八段錦、五禽戲、六字訣等，其他如拍打、拉筋、按摩、點穴、刮痧等輔助療法也相當風行；還有很多人在打太極拳，太極拳是養生效果極佳、深具文化美感的運動，值得人人學習；此外，近數十年來，坊間所出現的個人自創的氣功操，更多如雨後春筍。

練氣化精的功能在練命養形，其功法離不開「肢體運動＋呼吸吐納」的組合，但是練功初期，依個人體質、心性、智慧的不同，在練功過程中會產生不同的變化。因此在「築基」階段，師父的指導非常重要，師父必須因材施教，以建立良好的心態、調整正確的姿勢，否則一旦練出偏差，往後的功夫就不易進步。

練功初期，身體氣機開始啟動，出現的徵狀也是五花八門。隋朝的智顗和尚在《修習止觀坐禪法要》中提到，禪修中會出現痛、癢、冷、暖、輕、重、澀、滑八種感覺，稱為「八觸」。練氣初期也會產生類似的現象，「痛」表示氣阻塞不通，「癢」表示氣走皮膚或是皮膚正在排毒，「冷、暖」表示氣的陰盛或陽盛，「輕、重」表示氣進入穴道是否順利，「澀、滑」表示行氣的通暢程度。

在八觸裡面，就屬「痛」最讓人傷腦筋，「通則不痛，痛則不通」，氣逢阻塞則痛，有些痛點練一段時間之後會打通消失，但某些部位的痛點可能就要花很長一段時間整治，尤其是胸腔，在人體所有的部位裡面，胸部的腺體、氣脈、穴道最早衰退阻塞。同時，胸部為肋骨所覆蓋，無法施加外力鍛鍊，所以痛個兩、三年也是常有的事。

練氣初期的現象

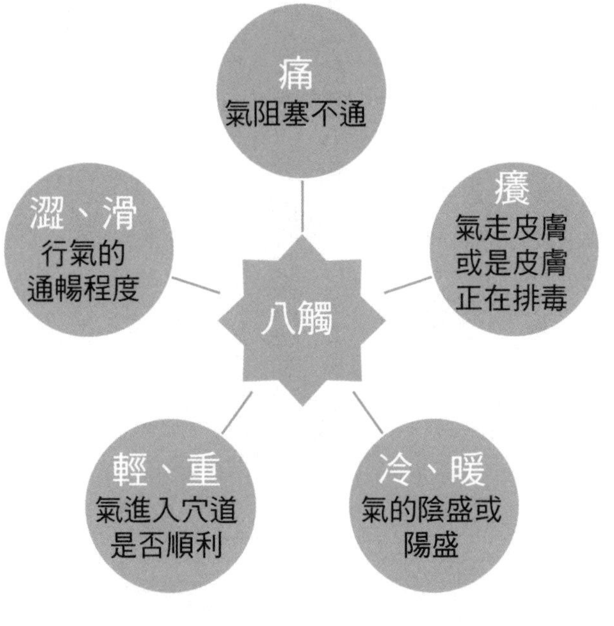

我練功時，胸部、背部就足足痛了三年；而且在這段期間內，胸腔變得非常敏感，凡是去過電影院、資訊展之類人潮壅塞的場所，由於現場空氣污濁，胸腔氣脈遭到阻塞，必定會難過個兩、三天。而且，在練氣的過程中，一些陳年舊傷不免一一浮現，一旦發生不通的情形，自己要利用拍打、按摩等辦法加以克服，自古以來也有許多練氣前輩留下一些打通阻塞的解決之道，例如「閉氣攻病」就是古人常用的功法。

練功時常會出現身體發動的現象，到底是任其發動好呢？還是制止其發動好呢？這裡有一個判別式：「發動必須在意識可以控制的範圍之內。」發動的作用在利用氣的激盪打通經脈，但是，肢體的運動本來是由大腦指揮的，發動時肢體運動卻有脫離大腦指揮的趨勢，所以叫做「自發動功」，也就是「意識不當家」的現象，此時必然已經感應外界能量。外界能量相當複雜，如果發動時進入「精神恍惚」的狀態，而且出現狂暴奔走、哭笑不止、打手印、講靈語、唸咒畫符等異常舉動時，即應立刻剎車停止發動。

經過長期的動靜兼修，到底練氣化精會出現什麼現象呢？《樂育堂語錄》說：「修士必於打坐時調其呼吸，順其自然，一出一入，不疾不徐，如此調息雖屬凡息，然亦是自在真火。似此烹煉一番，得那後天有形之精，忽然化為元精，到得丹田有氤氳活動之氣現象，即是化精之候。」意指丹田裡的氣必須經過長時間的調息溫養，一直到覺得丹田「有物」，它會跳會動、會旋轉的時候，就是化精的徵兆。

張三豐《道言淺近說》曰：「大凡打坐，須將神抱住氣，意繫住息，在丹田中，宛轉悠揚，聚而不散，則內藏之氣與外來之氣，交結於丹田。日充月盛，達乎四肢，流乎百脈。」意守丹田，心火產生聚焦的效果薰蒸穴道，其作用就像凸透鏡在陽光下聚焦發熱一樣。有些人注意力集中，心電較強，守竅短期內即產生變化；但是有些人精神散漫，心電不夠集中，守竅的效果則比較差。因此，練習氣功有些人進步快，有些人進步慢；有些人對氣較為敏感，有些人則反應比較遲鈍。

丹輪（Chakra）為一漏斗狀的能場漩渦，當丹輪運轉時，其旋轉中心必產生吸力攝入能量。守竅的作用，即是運用心火注視丹田脈輪，久而久之，丹田脈輪就會開竅活化。嬰兒及青少年全身丹輪都還保有靈敏的攝能功能，因此精力充沛；但步入中年之後，丹田機能逐漸減弱，老來更趨近於封閉狀態，以致氣衰體弱。

練氣化精的部位在丹田，練丹田的功法步驟是氣到丹田→氣滿丹田→氣壯丹田，上文已談到氣到丹田的方法，接下來的氣滿丹田階段，就要利用揉轉、拍打、撞擊的方法，把丹田的容積完全撐開，充氣飽滿，此即「氣滿丹田」。經過長期的鍛鍊之後，丹田裡的氣密度越來越高，腹壓達到一般人的數倍、數十倍，甚至能夠抵擋木石的撞擊或者汽車的輾壓，此即「氣壯丹田」。而且，由於氣不斷的往氣海中心集中，逐漸匯集一個氣場，這個氣場即所謂的「丹田氣」。一般而言，唯有武術家才會將鍛鍊丹田氣的整個流程練完，大部分的人都只練到「氣到丹田」的階段而已。

鍛鍊丹田有一項最辛苦的步驟——閉氣，閉氣於先秦時期稱為「行炁」，《養性延命錄》：「欲學行炁，皆當以漸。」練功初期一口氣先閉十一秒，經過數個月後功夫進步了再改為十三秒，再進步再改，最高是一口氣閉二十一秒，為什麼要閉二十一秒呢？因為經過實驗得知，試管裡的靜脈血注進氧氣之後，輕輕搖動，經過二十一秒鐘時靜脈血轉為鮮紅，顯示氧氣與血液在二十一秒的時間內能夠充分交融，讓血液重獲蓬勃生機，大大改善循環系統的功能。

武術家說：「汗水洗筋骨皮肉。」由於閉氣的效應，身體含氧、含氣量迅速提升，身體的溫度也會提高，並大量流汗，排出的汗水味道又酸又臭，顯示積藏在筋骨皮肉中的污穢被汗水沖洗出來。發熱、流汗能夠促進身體排毒，德國體育醫學界就發現，惟獨馬拉松選手沒有罹患癌症的病例，因為每天跑步三十公里以上的馬拉松，自體內深處排出大量汗水的同時，亦將體內累積的致癌成分鎘、鉛、銅、鎳等重金屬物質排出體外，徹底去除癌症的根源。

但是，唐代以來有不少人反對閉氣，如《王說山人服氣新訣》、《張果老服氣法》、《胎息精微論》等書都持反對態度，認為強行閉氣，易致瘡癤等疾。現代的復健醫學更堅決反對閉氣，理由是害怕閉氣時血壓升高。其實，古人閉氣練功的行為相當普遍，彭祖即善用閉氣為其長壽之術，葛洪《神仙傳》說：「彭祖常閉氣內息，從旦至中……其體中或疲倦不安，便導引閉氣，以攻所患。」八卦行功法：「閉氣搓手熱，背摩後精門。」佛家的寶瓶氣也須閉氣。閉氣如能佐以讓人流汗、排濁的功法，就不致產生疾病，不過，練習閉氣必須循序漸進，最好有師長在旁指導。

我提供給網友練習的功法也有少部分需要閉氣，我怕大家太辛苦，特將標準降得很低，一口氣才閉七秒，結果還是有人向我抱怨，說他練一、兩口就快喘不過氣了，簡直快死了，我只好教他再減成閉五秒，總不能降到三秒吧？閉三秒一點火力都沒有，有閉氣跟沒閉氣一樣。閉氣是很辛苦的，但是，練丹田氣不閉氣，功夫便難以進步。明朝《嵩山太無先生氣經》所載的練氣訣，教人在閉氣難耐的時候可以停下來喘氣，一般人可以採用這種練法，但武術家閉氣是不能中斷的，半途喘氣就比方在蒸包子的時候不斷的掀開蒸籠蓋一樣，包子就很難蒸熟。鍛鍊丹田雖然辛苦，但俗話說：「有意練功，無意成功。」

練丹田的功法步驟

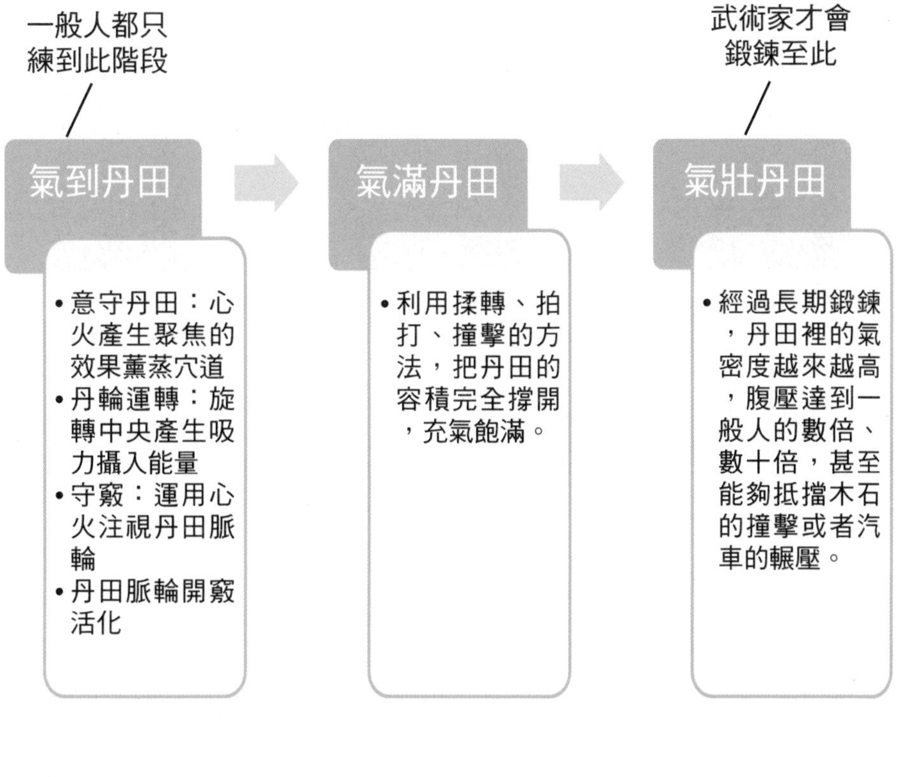

一般人都只練到此階段
武術家才會鍛鍊至此
氣到丹田
氣滿丹田
氣壯丹田
•意守丹田：心火產生聚焦的效果薰蒸穴道
•丹輪運轉：旋轉中央產生吸力攝入能量
•守竅：運用心火注視丹田脈輪
•丹田脈輪開竅活化
•利用揉轉、拍打、撞擊的方法，把丹田的容積完全撐開，充氣飽滿。
•經過長期鍛鍊，丹田裡的氣密度越來越高，腹壓達到一般人的數倍、數十倍，甚至能夠抵擋木石的撞擊或者汽車的輾壓。

練功要有堅強的毅力，痛下苦功，持之以恆，終有一天在無意之間將功夫練成。

一般人平常呼吸的換氧率都很低，不超過三分之一，但練習氣功時，呼吸的效率大為提高，換氧率增加數倍，使我們體內的蛋白質、脂肪得以充分燃燒，不致產生乳酸堆積，提高身體代謝效率，減少生病的機會；練習氣功時，由於攝入大量陽氣，身體溫度提高，亦可降低細菌生存空間。國畫大師張大千的弟子楊銘儀曾當眾表演「化雪神功」，他打坐的時候，能將方圓一公尺內的冰雪融化掉；還有人在冬天打坐的時候頭頂上會冒煙，這都表示練功的人身體能夠散發出很強的熱力。廣欽老和尚的傳記記載，某日早晨太陽未升前他曾在野外草地上打坐，其身體四周圍數丈之內草地乾燥並無露水痕跡，可見四周圍露水是被老和尚身上發出的熱力所蒸化。

柳華陽《金仙證論》說：「靜為元炁，動為元精。」丹田中的氣，有精也有炁，在練氣時以動靜做為用精、用炁的區別。練出丹田氣之後，如果光用心電去催動它，頂多能輸出三十%的能量，絕大部分的能量必須靠導引、打拳、運動等等肢體活動將元精布滿全身；換句話說，要運用元精就必須動，肢體用力，丹田氣就會往用力的部位輸送，肢體活動不懈，才能長保身體強健。

建立丹田氣，就好比在體內自備發電機、充氣機一樣，它隨時都可以運轉，推動氣血在四肢百骸、五臟六腑之間順暢流動；我們平常如果感到體能衰退，或感到渾身濁氣，就可啟動丹田氣貫注全身，在短時間內清除濁氣、恢復體能。醫學界一直在尋找健康的祕訣，實際上，「練氣化精」自療自癒的功效勝過任何醫療行為，況且「練氣養生」不浪費任何社會資源，值得大力推廣。

第四章

練精化炁

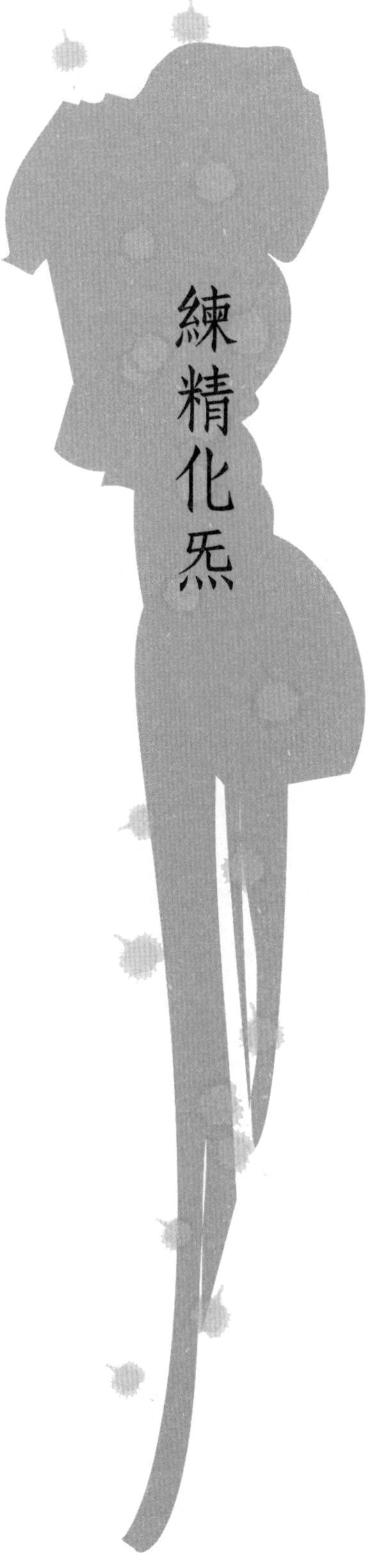

18 練精化炁的原理

談完練氣化精，接下來談練精化炁。能不能夠得炁，是整個修練過程中的一個最重要的關卡，好比鯉魚躍龍門，越過這個關卡，才算真正進入練氣、修道的核心。

《性命圭旨》云：「道也者，果何謂也？一言以定之，炁也。」這句話說得明白，道就是炁，得炁這個境界道家就稱為「得道」。古人說：「久坐必有禪。」「有禪」也就是得炁的意思，僧人禪修也能得炁，古人稱之為「得道高僧」。

古人的丹田跟現代人並無兩樣，經常練習呼吸吐納吸氣到丹田，同樣會發熱、上火。氣字從气、從米，表示氣是由空氣和營養結合而產生的，練氣可以生精，再經過特定的方法鍛鍊之後，精氣發生變化，由電轉磁，氣中的火氣不見了，所以古人將之稱為炁，炁從旡、從火，這是一個會意字，意指無火的氣。修道家每日最少要打坐幾個時辰，進入緊要階段則是「小靜一日，中靜三日，大靜七日」，閉關甚至長達幾個月、幾年，如果用含有火氣的氣修練，豈不引火焚身？因此，進入靜坐養氣的階段，必須利用無火的炁做為修練的主要原料。

練精可以化炁，但是在什麼情況下精會轉化成炁呢？黃元吉在《樂育堂語錄》中說：「以呼吸神火燒灼元精於丹田之中，久之，火力到時則變化生焉，神妙出焉。」長時間鍛鍊丹田中的元精，火候到了，元精就會「神妙出焉」而化炁；黃元吉又說：「以神為主宰，以息吹噓，不久那丹田中忽有一股氤氳之氣，蓬勃之機從下元湧起，漸至於身體，始猶似有似無，不大有力；久者浩然氣暢，至大至剛，有充塞天地之狀。自亦不知此氣從何而始，從何而終，此即精化炁時也。」以上兩段話明白的指出，元精產生以後，將它守在丹田，藉助呼吸的烹煉，久而久之即會產出炁來，炁的產生是從無到有，從小到大，修道家稱這個過程為「煉礦成金」，也就

氣與炁的比較

	氣	炁
字義	氣從「气」、從「米」	炁從「旡」、從「火」
意義	氣是由空氣和營養結合而產生的	炁是無火的氣
性質	精氣是電流，過盛時就會傷人。	炁是磁場，不管能量多強，都不會傷身。
狀態	呼吸的凡氣	修練的元氣
主宰	由「心」控制	由「意」控制

是從呼吸的凡氣中煉出一點真氣來，好像用爐火從礦石中煉出真金一樣。

炁剛出現的時候很微弱，孟子稱之為「平旦之氣」，但是它會越養越強，所以孟子說：「我善養吾浩然之氣。」而且孟子說浩然之氣可以直養而無害，為什麼？因為炁是磁場，不管能量多強，都不會傷身；但精氣是電流，過盛時就會傷身，所以我們可以斷定孟子所說的氣，應該是炁才正確。上一段所引述黃元吉的話中有一句：「蓬勃之機從下元湧起，漸至於身體。」指的是丹田得炁之後，久而久之，透過細胞之間的感應、擴散，炁會逐漸從「下元」的丹田滲透到整個身體，經過長期溫養，就會形成包覆身體內外、溝通天地的浩然之氣。

總之，我們吸氣進入丹田，經過累積、鍛鍊之後，元陽就會形成一個氣場，如《胎息精微論》所云：「直下氣海中凝結，腹中充滿，如含胎之狀。」長期的守著這個氣場，它就會不斷向中心集中而提高密度，分子之間開始相互激盪而產生變化；同時藉由腹部與背後的膨脹與收縮，前陰後陽穴道一開一闔相吸相斥，氣場逐漸出現漩渦旋轉而產生磁場，道家稱之為「八卦相盪」，這就是練精化炁的基本原理。

孟子說：「志者，氣之帥也。」這句話所說的氣既能夠聽從我們的意志，所以它的性質是先天「炁」，而非呼吸得來的後天「氣」，因為後天精氣是由心控制的，而炁是由意控制的。古人沒有電場、磁場的觀念，所以許多人把各種頻譜的能量一律通稱為「氣」。基本上，我們在讀古道書的時候，將「氣」字全部改為「炁」字就差不到哪裡去，因為前輩修道家談的大都是先天炁，很少人在談後天氣。

由氣到炁的過程

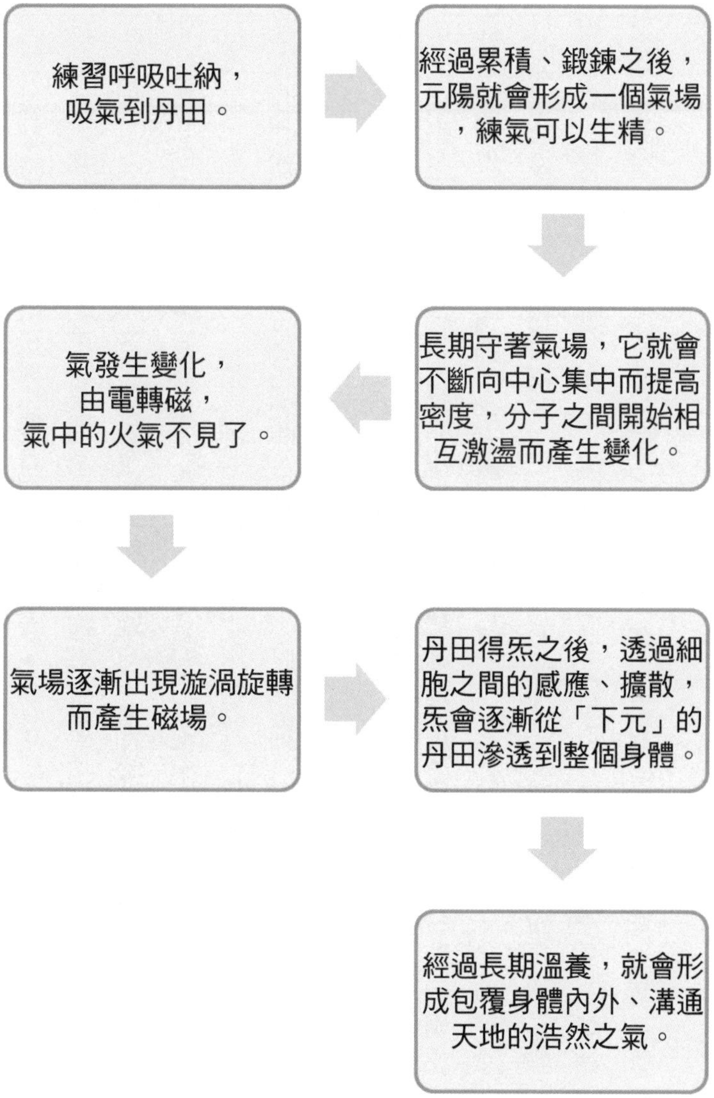
練習呼吸吐納，
吸氣到丹田。
經過累積、鍛鍊之後，
元陽就會形成一個氣場
，練氣可以生精。
長期守著氣場，它就會
不斷向中心集中而提高
密度，分子之間開始相
互激盪而產生變化。
氣發生變化，
由電轉磁，
氣中的火氣不見了。
氣場逐漸出現漩渦旋轉
而產生磁場。
丹田得炁之後，透過細
胞之間的感應、擴散，
炁會逐漸從「下元」的
丹田滲透到整個身體。
經過長期溫養，就會形
成包覆身體內外、溝通
天地的浩然之氣。

「炁」這個字用得最正確的，應屬伍沖虛《天仙正理直論》這部書，書中說：「無中恍惚，若有一炁，是名道炁，亦名先天炁。」又說：「所以長生者以炁，所以神通者以神。」伍沖虛這些話明白道出能量層級的觀念，易言之，丘處機所創的龍門派，其後期的傳人都用炁這個字，龍門派的經典在描寫修道進程時都寫的是「練精化炁，練炁化神。」「練精化炁」這個說法是無庸置疑的，不該寫做「練精化氣」。

元朝張三豐作的《無根樹》丹詞中，說明人身生於氣，而氣生於虛無之境，像一棵無根樹。本來，樹都是先往下長根深入地裡，再生出樹幹，然後長出枝葉往天空伸展，但是人的神經系統總樞紐在腦部，腦部是根，以脊椎為主幹向下分枝，恰似一棵倒著生長的樹，故曰「無根樹」，其能量來自天上，與世間萬物的生長法則恰好相反，所以《丹經》說：「順為凡，逆為仙，只在其間顛倒顛。」練氣修道就是要反其道而行，人從出生到死亡是物質界的規律，如果能違反這個規律，逆行返回出生前的本來面目，即可「還虛」回歸宇宙本體的永恆世界。

《張三豐先生全集．道言淺近說》：「凡丹旨中有先天字、真字、元字，皆是陰陽鼎中生出來的，皆是杳冥昏默後產出來的。」陰陽鼎即是自身煉精煉炁之所，李涵虛《圓嶠內篇》也說：「元者何？先天也。」皆指先天氣、真氣、元氣都是同義異名。

19 練精化炁用意不用心

練精與練炁必須運用不同的意識層次，這是現代人最難以理解的一個基礎理論，即使古代的不少修道家也缺乏這個觀念，但是，如果不把這個道理釐清，在練功過中發生的許多現象便無法解釋。

進行初步的練氣化精時，我們用心將後天氣之中的元陽帶進丹田，但進入練精化炁的階段，用心將造成火氣過旺。炁之字意既為無火，而心屬火，所以伏炁不能用心，而須用意，換言之，心不是炁的意識主宰，意才是炁的意識主宰；所以唐·幻真先生《胎息經注》說：「意是炁馬，行止相隨。」即表示意可以領炁，意之所之，炁必相隨。孟子也說：「夫志至焉，氣次焉。」句中的「志」指的就是「意」。

關於「意」這個意識層級，有幾個古代高真也曾討論過，張三豐《大道論》說：「意者何？即元神之外用也，非元神外又有一意也。」伍沖虛《仙佛合宗語錄》也說：「元神、真意，本一物也。」但這種立論我認為不妥，意就是意，神就是神，豈可混淆？其中的不盡合理之處，清朝黃元吉也發現了一些蹊蹺，他在《樂育堂語錄》中說：「靜則為元神，動則為真意。」前文說過，元神的意識主宰應該是性，性是純然的靜；但是意卻是「似動非動，似靜非靜」，是一種「無為中的有為」，意是用來守竅行氣的，守竅行氣既然是一種「動作」，意就非全然為靜。動與靜屬於不同的意識層次，掌控的能量也不同，將神與意混為一談，道理上是說不通的。

心是後天識神，只能用來控制元陽與元精，用心是武火，武火過於猛烈，不能用來練炁，練精化炁要用文火，文火就是用意，用意才能長期薰蒸溫養。練功凡是運用「若有若無」、「不即不離」的心法時，就是在用意，而不是在用心。心在身前，意在身後，兩者處於對應位置，心、意是兩種不同的意識主宰，這個道理丹書很少說明，必須功夫達到某個境界之後，才能體會兩者的不同。

心與意之不同，《樂育堂語錄》有提綱契領的說明：「有為而為者，識神也；無為而為者，元神也。識神用事，元神退聽；元神作主，識神悉化為元神。」這裡說的元神，應該是意才對，心和意各管各的，心和意不能同時使用，用意時就不能用心，用心時意就消失，所以叫做「識神用事，元神退聽」。有些人在靜坐時本來全身充滿氣感，可是一經身邊事物打擾，或者心念一動，氣感就消失退藏，其原因在此。元．清虛道人輯錄的《五篇靈文》說：「身心無為，而神炁自然有所為。」意思也是說在身心放鬆的時候，才由無為的意接管，神炁才會起作用。

上述的現象凸顯了一個重要的觀念值得討論：在氣、精、炁、神各種能量之間，是否有一個「屏障」加以區隔？想要指揮不同的能量，必須切換意識，才能跨越能量與能量之間的屏障。假若以科學的角度而言，人們在切換腦波之際，是否必須跨越某種界限？

由於練炁時身心不可動，所以要選擇僻靜之處靜坐，避免打擾，這就是《張三豐大道指要》所說的：「煉己於塵俗，養氣於山林。」宋、金時期，中國北方民間修道風氣很盛，由於修練在入定及出神兩階段不能驚動，必須道伴守護，因而民間出現許多小規模的修道團體，修道的四大要件為法、財、侶、地，其中的「侶」字即因相互護持的需要。在廿一世紀的現代社會，一切以功利為尚，想要找尋一處清靜道場招喚道友同修，實在相當困難。

武術家在此一階段的練功目的又與修道家不同，修道家的目的單純在提升能量及意識的層次，武術家則除此之外，還要通脈布氣、增強內力。武術家練的是丹田混元氣，在練武、對敵時用精偏多，因為需要利用精的動力；反之，靜坐、守竅時則是用炁偏多，因為開通穴道、行氣走脈時精炁混用，只需少許的精氣。武術家與修道家所用的心法也有很大的差別，修道家凝神守竅、河車搬運，但武術家偏重穴道的開發，讓穴道快速旋轉產生強大的吸力，並利用穴道相互搭配以發出倍數的威力。

在練氣的過程中，因為所運用的原料不同，所以用事的意識主宰也不同，以道家的練氣公式而言，原料變化的程序是氣↓精↓炁↓神，而用事意識主宰的進程是心↓意↓性，主宰為什麼少一樣呢？因為整個練化過程只有三個步驟：練氣化精↓練精化炁↓練炁化神，所以用事的主宰也只有三樣，至於練神還虛，則已與宇宙本體合一，完成修練的最終目標。

用「心」與用「意」的不同

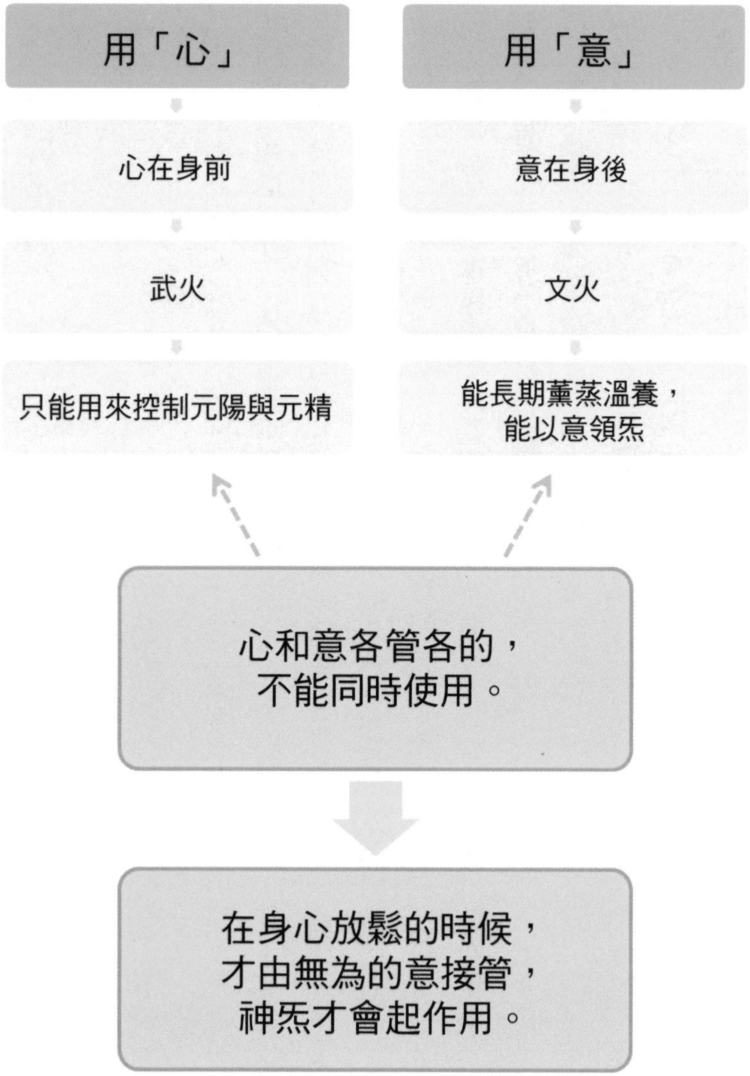
用「心」
心在身前
武火
只能用來控制元陽與元精
用「意」
意在身後
文火
能長期薰蒸溫養，
能以意領炁
心和意各管各的，
不能同時使用。
在身心放鬆的時候，
才由無為的意接管，
神炁才會起作用。

20 採藥與火候

在練精化炁的階段，到底要不要配合呼吸呢？還是需要的，但此時所配合的呼吸與練氣化精時所用的方法不同，《樂育堂語錄》說：「一陽初動之始，切不可加以猛烹急煉，惟以微微外呼吸招攝之足矣。」這句話明確指出練精化炁時呼吸搭配的要領，這時候只要「微微外呼吸招攝」，為的是怕火氣過大。張伯端《悟真篇》也說：「受氣之初容易得，抽添運火卻防危。」張真人同樣認為用火過多會發生危險。

所謂「火候」，指的是掌握意念及運用呼吸的法則尺度。在練氣修道的過程中，火候的控制非常重要，是修煉成敗的關鍵，就像烹調一樣，同樣的食材，能不能夠炒出一盤色、香、味俱全的菜餚，端賴火候是否掌握得宜。自古以來就有「聖人傳藥不傳火」的說法，修道家都把火候控制的心法列為最高機密，只口耳相傳，不輕易向外人道破；況且，火候的控制很難有一套制式的規定，其運用之妙全在個人存乎一心的體驗。

清代道士劉一明在《修真後辨》一書中對於火候有詳細的說明，他舉出的火候運用達十五種之多，想要明瞭其中的「分數爻銖、止足老嫩」，確實不容易。如果將火候的運用化繁為簡，可以遵循《性命圭旨》所說的「念不可起，念起則火燥；意不可散，意散則火冷」為原則，靜坐時要一念不起，一意不散，俗事萬緣皆須放下，急不得，也疏忽不得。練精化炁不必以心領氣下行，因為後天氣充滿火氣，並不是練炁的原料。

這個時候的修練還牽涉到「採藥」的問題，這是一門最為玄奧的學問，道家前輩談論最多。內丹修煉所用的藥物，名為「真鉛真汞」，藥產於靜定時「杳冥恍惚」之際，所以《悟真篇》說：「恍惚裏相逢，杳冥中有見。」全真龍門派始祖丘處機《大丹直指》說：「龍虎交媾，便是藥物，一才有藥，如母有胎。」這個階段，丹田裡的陰陽搭配很重要，牽涉到修道的成敗，自古以來，道書長篇大論所談的龍虎、鉛汞、坎離、水火……等等，都是在討論這個問題。

至於採藥的方法，明．趙台鼎《脈望》說：「以炁攝精謂之藥。」正統傳承的功法，採藥要講究時辰、節氣、方位等條件，藥物太老也不行，太嫩也不行；還有些修道家認為採藥時必須「止火」，也就是不行呼吸之氣，因為呼吸有搖動精炁之患，所以只能用意微微升降。

修道家認為採藥的最佳時機在「子時」，丘處機《大丹直指》說：「採藥之法，人多以子時腎氣發生，午時心液降下之際行功。」子時又分「正子時」及「活子時」，夜晚子時一陽來復，叫做正子時；而一日內無論何時，陽物自然挺舉之際，叫做活子時，這兩種情況都是採藥歸爐的好時機。但是，男人修道有子時，女人修道又當如何？其實，不論男女，靜極之時，只要下丹田「靜中才一動」，此即先天陽炁發生的訊號，皆是活子時，這時候息氣凝神，輕輕提動陰竅會合丹田，以陰吸陽，即可採得靈藥，道家認為先天炁即為煉丹的種苗，柳華陽稱之為「真種子」。

基本上，要先練「內藥」，才能採「外藥」，《樂育堂語錄》：「必內藥有形，外藥可得而採。內藥，吾身之元氣也；外藥，即太虛中之元氣也。」這段話很明白的指出，我們要先在丹田裡面產生炁的種子，炁能引炁，如此才能招攝天地間的元炁進入丹田，即如《大集經》所云：「盜得天地靈陽歸還於我形身之內。」換成現代用語，就是自己本身要先建立磁場，才能與天地磁場相應，從而將天地磁場引入體內，變化我身之形質。若以科學的角度而言，修道家經過意識的鍛鍊，將腦波的頻譜調整成為與宇宙波相應的頻譜，兩者便能產生共振作用，我們的意識及能量即可藉此提升。

藥物的成分為真陰真陽，王重陽《五篇靈文》說採藥要訣在「神守玄宮，意迎牝府」，玄宮即丹田，牝府即陰竅，意謂神守丹田能帶來真陽（真火），意守陰竅能帶來真陰（真水），真陽真陰一起歸入丹田是為藥物。此外，清代伍柳派的柳華陽認為採藥須用武火，以舐、吸、撮、閉四字訣導引入丹田，讓「藥物歸爐」，這個觀點與其他派別認為「身心不動為採藥」的說法大相逕庭，一併提出供做參考。

先練內藥才能採外藥

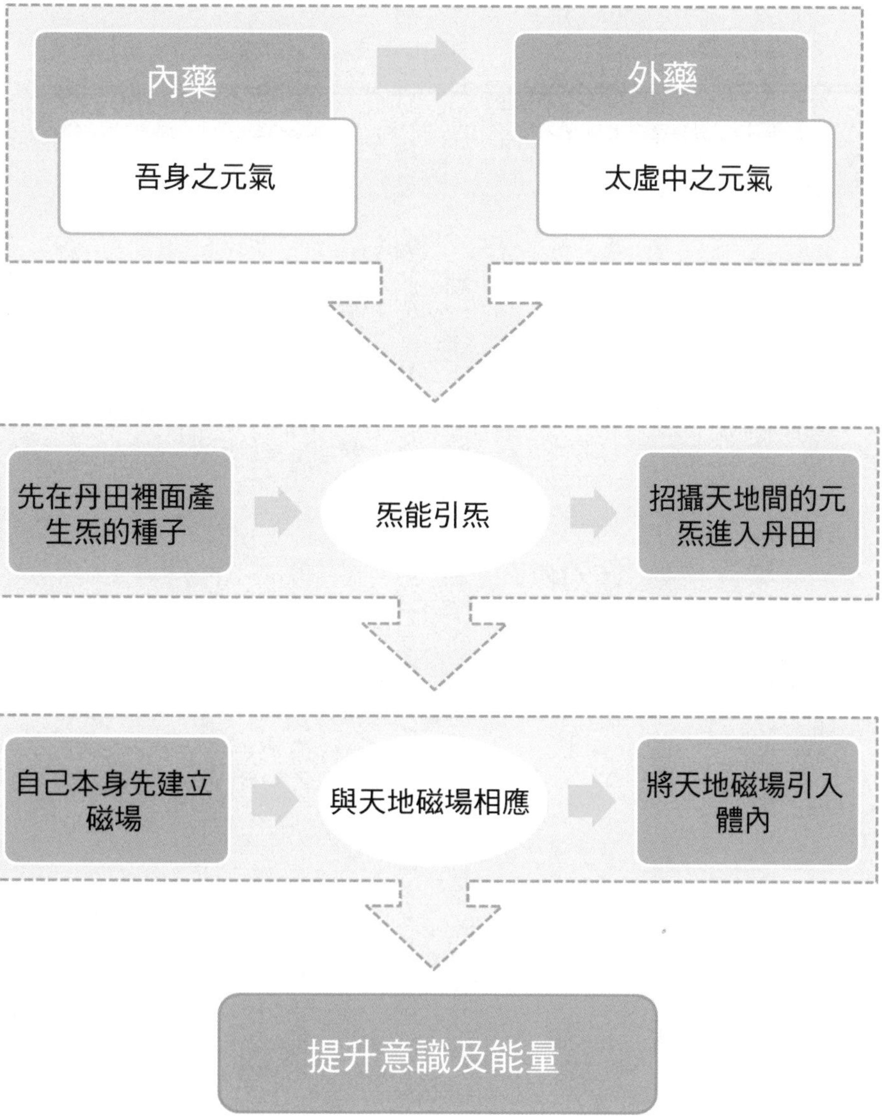
內藥
吾身之元氣
外藥
太虛中之元氣
先在丹田裡面產生炁的種子
炁能引炁
招攝天地間的元炁進入丹田
自己本身先建立磁場
與天地磁場相應
將天地磁場引入體內
提升意識及能量

21 如何進行溫養功夫？

《性命圭旨》說：「精化炁者，由身之不動也。」《性命法訣明指》也說：「精炁本是一物，在練精時真炁就在元精內，因辨其動與不動，而二其名耳。」以上舉出兩位修道家的說法，旨在說明動練精、靜練炁的基本原理。易言之，心主動，練精用心；意主靜，練炁用意。對於氣、精、炁、神四種練氣原料的性質，這裡有一個簡單的二分法加以區別：氣、精會讓身體動；炁、神不會讓身體動。但是，這不是死板板的分法，四種原料可以根據需要而調配運用。

練精化炁這個階段要採用靜坐的方式修練，身心皆不可動，因為身心一動，表示後天識神用事，炁就會退藏。明．萬尚父《聽心齋客問》云：「常守真息，……上至泥丸，下至命門，周流不已，神炁無一刻之不聚，此之謂溫養。」這句話明白指出，調息溫養可以培養神炁運轉周身。

明朝高濂《遵生八箋》蒐錄了氣功健身理論及各種導引法，他在八段錦裡面有一些口訣：「河車搬運迄，發火遍燒身，邪魔不敢近，夢寐不能昏，寒暑不能入，災病不能侵。」「發火遍燒身」意謂練氣的人能與天地的能量溝通，這時全身充滿電感，

腦α波功率頻譜的變化

筆者練功時，腦 α 波功率頻譜的變化。短時間內 α 波能量大幅增強。（轉載自科學發展月刊）

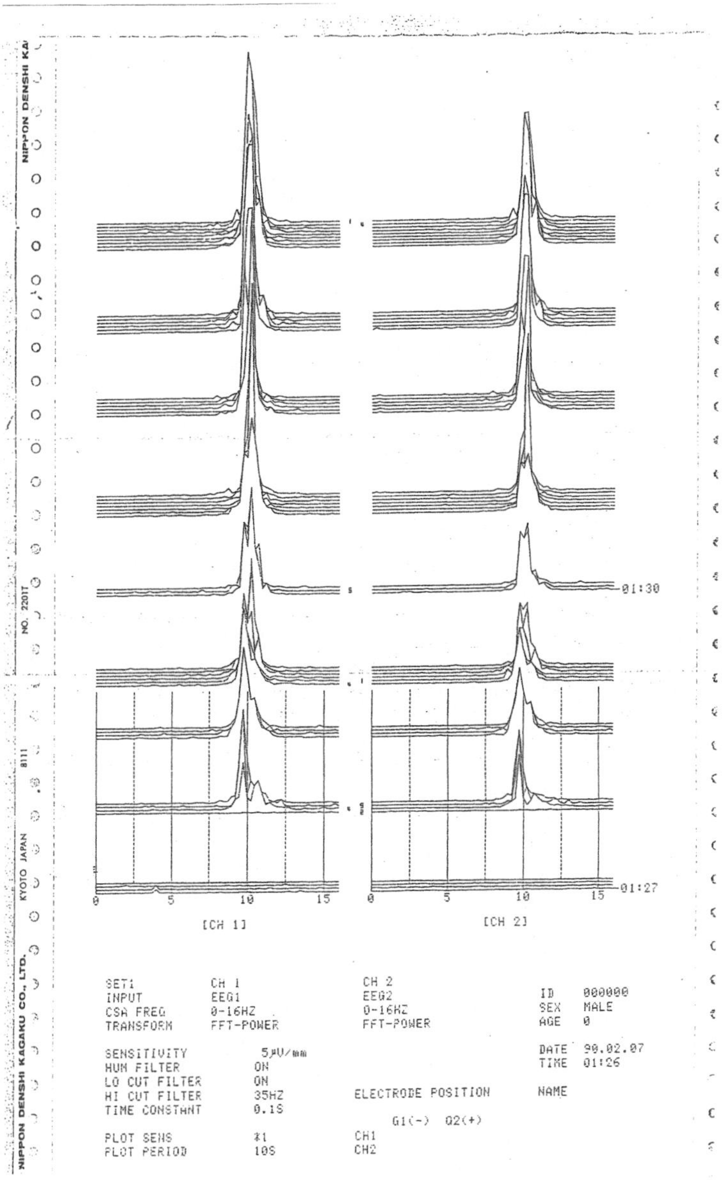

而且身體溫度提高，不僅能讓細胞獲得能量，使細胞活化，還可以清除身上陰邪之氣，避免生病，這種現象科學家稱為「氣功態」。

八～十三赫茲頻率範圍之內的腦波稱為 α 波，科學家偵測到它可能來自大腦後區皮質。科學家實驗得知，人們清醒時腦波為 β 波，在安靜冥想的狀況下，我們的腦波才會轉成與宇宙意識同步的 α 波，《黃帝內經》所說的：「恬澹虛無，真氣從之。」指的就是這種狀況，而道家所謂的「行住坐臥不離這個」，意謂即使在清醒的情況下，任何時間都能出現高 α 波，保持在氣功態的狀態，達到「動態靜修」的境界。國內有關氣功的正式科學研究由國科會從一九八七年開始，當時筆者也曾參與腦波測試的實驗，測知筆者進入氣功態時的腦波頻率。

許多人練氣功練了很久，除了身體比較健康之外，其他沒什麼感覺，「氣」是什麼也沒有概念，那就是尚未「得氣」，正確的說法應該是「得炁」，也就是古時候修道家所說的「得道」；修道的過程是學道→修道→得道→成道，得不得道，是能不能被稱為「道人」的一個分水嶺。得炁之後我們才能控制身體的能量，想要得炁，溫養就是最重要的一步功夫。

採藥之後，用意將精炁攝納於下丹田之中，加以看守，令其積聚增長，這就是《悟真篇》所說的「送歸土釜牢固封」，意指此時應長期意守丹田溫養，靜待其變化，不可怠惰疏忽，以免精炁搖盪飛散。丹田部位是一片空盪盪的小腹，守起來沒有焦距，不容易鎖定目標。丹書說丹田在臍下一寸三分，其實那個位置是任脈的

「關元穴」，意守丹田即是意守關元穴。

《難經》註云：「丹田，性命之本，道士思神，比丘坐禪，皆聚真炁於臍下……」守竅的用意在活化穴竅，使其產生採氣、聚氣、練氣的功能。人體能量的運作方式其實都是相同的，不論修佛或修道，養氣之法無非意守丹田。丹田也叫「坤爐」，《五篇靈文》：「純陰用火，謂凝神下照坤宮，杳杳冥冥而得真炁發生……。」凝神下照坤宮就是意守丹田，丹田守久了，真炁就在虛無飄渺、不知不覺的情況下產生。以上各家的言論都明白指出，練精化炁的重要功課就在長期

任脈關元穴位置圖

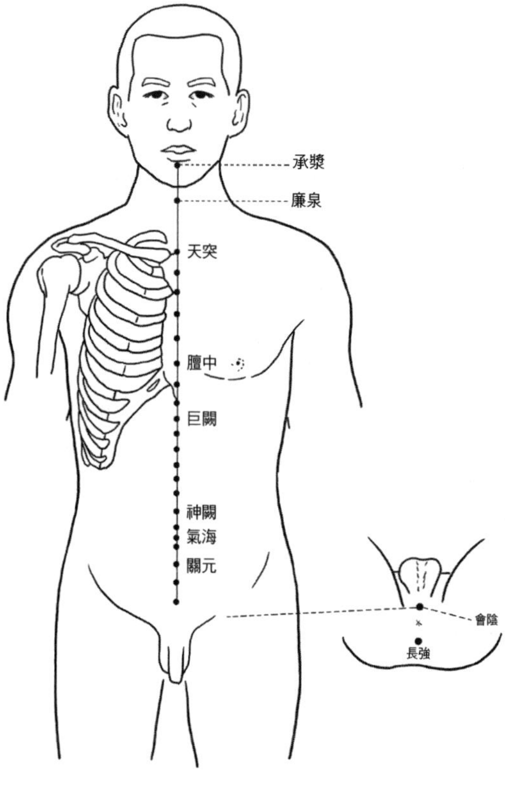

意守丹田，進行溫養功夫。

意守丹田的正確方法為何？王重陽《五篇靈文》說：「安神定息，任其自然。」又說：「欲先天至陽之炁發現，別無他術，只是一靜之功夫耳！」雖說一靜，但還是要講求功法，「守」是一種意念的運作，但是它要求「一念」，必須在心地清淨的狀況之下，溫養才不受到干擾。道家認為，一念練功，萬慮皆捐，即能產生清淨的效果，不須透過其他種種息念手段。

修煉的過程有採、封、煉、止四個要訣，其中的「止」即指溫養功夫。溫養最需要清淨，現代人生活繁忙，居住環境喧鬧吵雜，因此溫養功夫很難克盡其功。溫養就像燉雞湯一樣，須用文火慢燉，所以《樂育堂語錄》教我們的方法是：「一心意守下丹田，下丹田如有氣動感時，仍以一念收攝，不許他紛馳散亂；如無氣動感時，仍堅持凝神調息。」這裡所說的「氣動感」，是因為丹田長久聚氣之後，會產生一個氣場，這個氣場即道家所說的「一陽初動」，也就是丹田開始覺得「有物」，讓人產生氣動感，並能與天地震波相應而發生震動；有些人丹田守久了還會突然見到丹田處有如放煙火一般，夾雜著爆炸聲，產生「丹爆」的現象，不論丹田發生什麼狀況，萬變不離其宗，只要持續意守溫養即可。

《性命圭旨》說：「凝定氣穴，常要回光內照，照顧不離，則自然旋轉。」意守日久，丹田就會以關元穴為中心開始旋轉，就像馬達陰陽兩極旋轉發電的原理一樣，久而久之，氣就會遂漸由精轉炁，這叫「氣海運轉」，旋之又旋，眾妙之門，丹

練精化炁功法要點

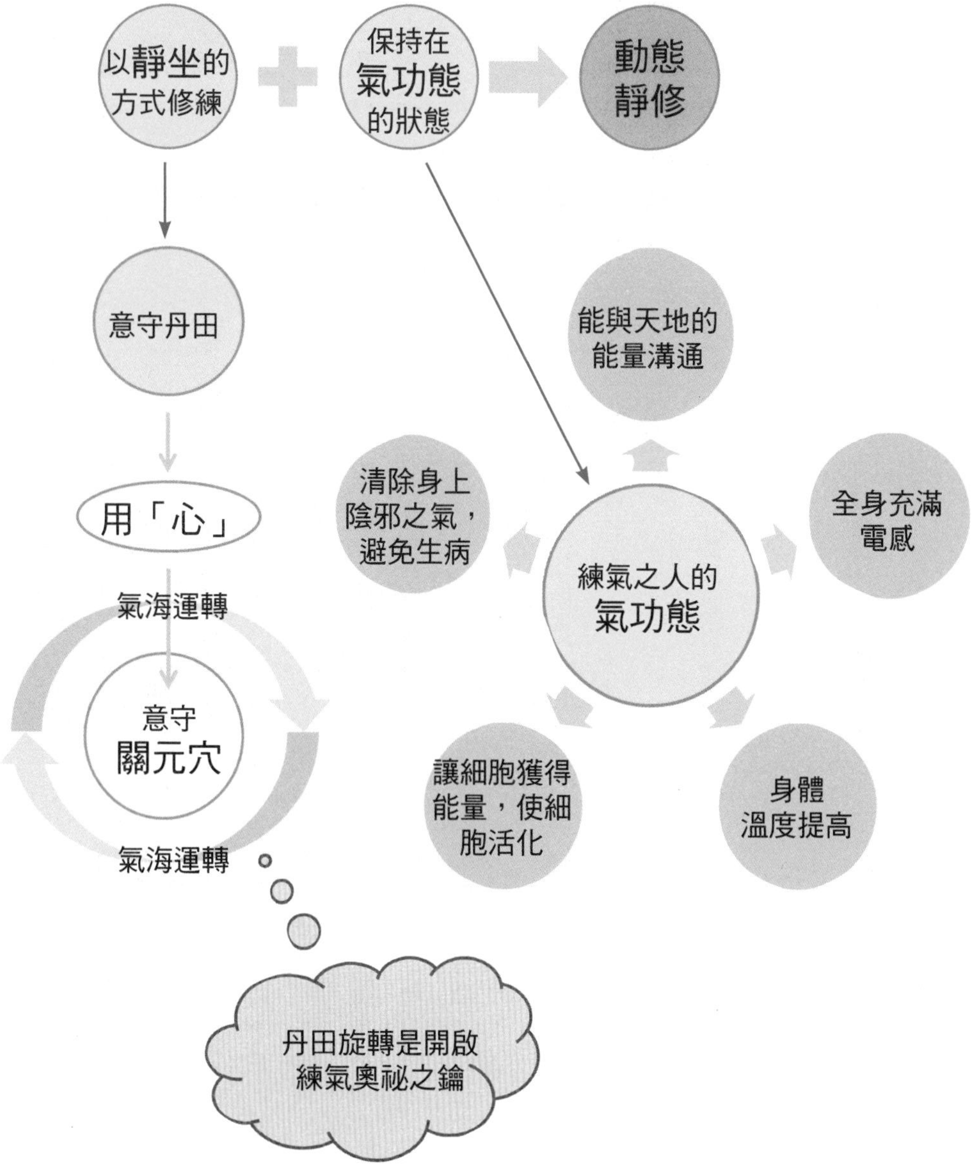
以靜坐的
方式修練
保持在
氣功態
的狀態
動態
靜修
意守丹田
用「心」
氣海運轉
意守
關元穴
氣海運轉
丹田旋轉是開啟
練氣奧祕之鑰
能與天地的
能量溝通
清除身上
陰邪之氣，
避免生病
練氣之人的
氣功態
全身充滿
電感
讓細胞獲得
能量，使細
胞活化
身體
溫度提高

田旋轉是開啟練氣奧祕之鑰。

上網討論氣功的網友，女性也不在少數，所以在這兒我們還要談談女丹——女子修練的方法。女子體性屬陰，陰能吸陽，所以女子容易聚炁伏炁，修練比男子成功更快。據道書記載，女子修道成就最高者應屬金代的孫不二，比較出名的還有東晉世稱南岳魏夫人的魏華存，以及唐代的吳彩鸞、胡愔等。孫不二原名富春氏，是王重陽的大弟子馬丹陽之妻，王重陽想要收她為徒，富春氏原本還愛夫戀家不肯修道，後來王重陽經常進入她的夢裡現出地獄的景象嚇她，加上夫婿也極力勸說，終於將她渡化。孫不二在長安「築環堵修行」，砌一堵高牆把自己圍起來修練，得道後號清淨散人，夫婦同為王重陽座下北七真弟子，兩人經常在一起討論九轉丹法，這對神仙伴侶蔚為道林佳話。

《孫不二女丹詩注》一書中說：「男子須三年做完者，女子一年即可趕到。」男子炁穴在丹田，女人炁穴在膻中，一般道家認為，女子若依男子以意守丹田，恐有導致血崩之虞，所以要用陳致虛《悟真篇注》所載的「太陰煉形法」，其中最重要的兩個功法是「守膻中」及「斬赤龍」，斬赤龍就是要讓月經停止，回復童體，但斬赤龍之後即不能懷孕生子。

孫不二所說的修道功法跟男子沒什麼不同，她也是主張用後天氣下降丹田以誘取先天氣。女丹修練應該在經期停功，放鬆靜養，至經血盡淨即可練功。丹田氣足的時候，男子有洩精過多之慮，這跟女子怕血崩的道理差不多，其實女子在練丹田氣的時候不要過度擠壓拍打即可。我曾看過一個阿巴桑，練了幾年丹田氣之後，「衰容返壯」，不但皺紋消失，而且皮膚白裡透紅，容貌變得很年輕。

現代婦女爭相尋求玻尿酸、胎盤素及琳瑯滿目的保養品來美容，但這些保養品大都只在外觀上保持短暫的效果，身體的機能並沒有根本上的改善；唯有練氣，皮膚才能保持自然的光澤，才能留住青春、健康與美麗。不過大部分的道書都說，女子修道之後，會「乳房縮平，女化男身」，現代女人看到這句話之後，大概是寧死也不肯學了。

柳華陽《金仙證論》說：「精歸源……當久久以呼吸薰蒸，精方能化為炁。」但是，這「久久薰蒸」的溫養時間需要多久呢？三個月、半年、一年不等，因人而異。在溫養的期間內，行住

意守丹田的溫養功夫

	意守丹田的正確方法	溫養的時間	溫養的作用	練精化炁的要領
重點	王重陽說：「別無他術，只是一靜之功夫耳！」	久久薰蒸（時間長短因人而異）	開竅	長期溫養
注意	「守」是意念的運作，「一念」指必須在心地清淨的狀況之下，溫養才不受到干擾。	在溫養的期間內，行住坐臥都要守著丹田，片刻不能離開，一旦離開，短時間內即火熄灶冷。	有「旋外旋、旋內旋、旋中旋」的方法。而「穴道對參法」可加快穴道聚能效果。	寧可不及，切勿太過。

坐臥都要守著丹田，片刻不能離開，一旦離開，短短的時間內即火熄灶冷矣。

古人認為入山修道，避開俗事干擾才能清心練功，因此所以許多隱居山林的修道者自稱「山人」。現代人一面工作，一面修道，如果不是一心向道、毅力堅強，實在很難期有寸進。怎樣才算溫養順利呢？標準是看有沒有「得炁」，炁是一股能量流，得炁的人感覺很清楚，可由意念任意控制，但是沒有得炁的人，任你說破嘴也無法明白，這就是為什麼老子要大嘆「道可道，非常道；名可名，非常名」的原因了。

古道家云：「欲得長生，先須久視。」得炁之後，並不是從此就可以不練了，炁會減弱退轉，久不練甚至會消失，因此，得炁之後仍須長期溫養。但是得炁之後，如果精、炁同練，我們平常可照常工作，只要分點神看著它就好了，這就叫做「伏炁」。如果要功力不斷進步，最好還是要每天撥一兩個鐘頭專心練功。

溫養的作用在開竅，開竅也分有好幾個層次，即所謂的「旋外旋，旋內旋，旋中旋」，穴道本來即處於旋轉狀態，其旋轉速度越快，氣越集中，則產生的吸力越大，穿透力越強。守竅效果不佳的時候，可以利用「穴道對參法」加快穴道聚能效果。穴道都是一陰一陽對稱的，比方說關元對真炁、胎元對命門、心竅對夾脊、玄關對靈台，用心意帶動兩個穴道的能量來回衝撞，就像鐘擺一樣，頻率大約每秒一次，用對參的方法比較容易啟動穴道。陳攖寧認為溫養「寧可不及，切勿太過。」做溫養功夫時不可守太緊，長久死守不放，會產生不治怪症。飯不熟尚可添火，飯燒焦則無可救藥，總之，練精化炁的要領即在長期溫養，並細心控制火候。

「道脈」並不等同於「醫脈」，練氣修丹的穴道，其名稱與中醫略有出入，例如肚臍中醫稱為神闕，氣功稱為胎元；中醫的靈台在背部的督脈，而氣功的靈台在頭頂；海底中醫稱為會陰，氣功練的則是位置稍高的陰竅；而中醫的督脈，練氣的後三關尾閭、夾脊、玉枕以及練武大穴真炁並不出現在其上。

練功重要穴道圖

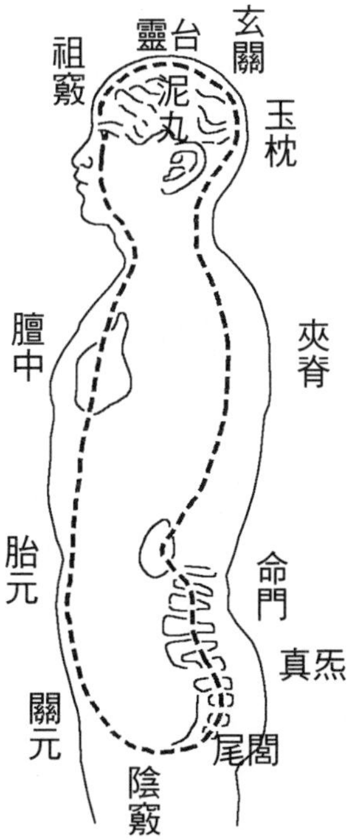

第五章

練炁化神

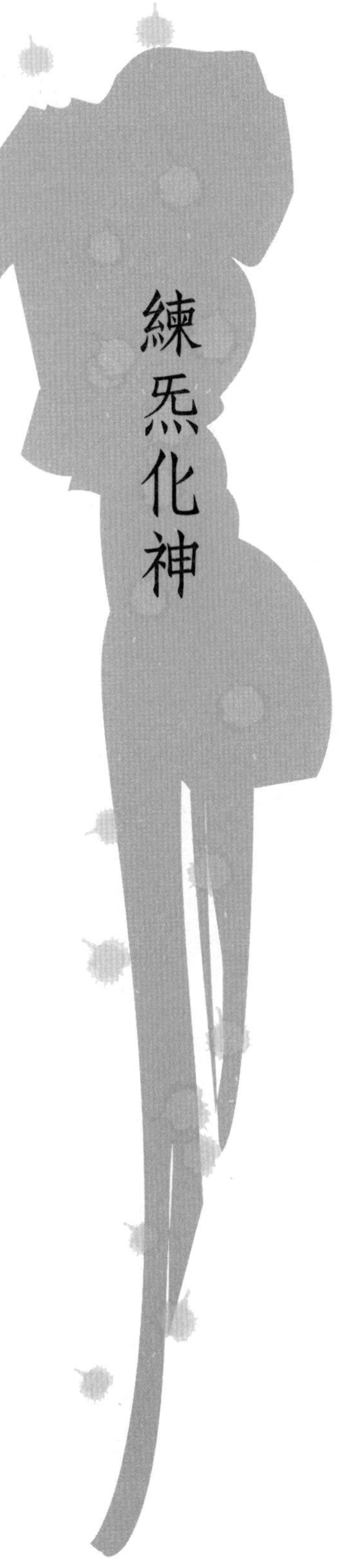

22 神是什麼？

前文說過，現代人練氣的目的大多意在養生，但是，「炁」的階段即已全然進入丹道的領域了。

《金仙證論》說：「欲修大道者，理無別訣，無非神炁而已。」要談練炁化神，首先要明白「神」是什麼，它的性質為何？功能為何？因為在練炁化神之後緊接下來的最終階段是練神還虛，「還虛」這兩個字表示「神」可以脫離我們的身體而進入虛空；易言之，當我們身體的能量練化成「神」的層次之後，「神」即可以離開身體而自由行動，道書裡面經常提到有些修道家可以「出神入化」、「神遊天下」的例子即可說明神的性質。

《性命法訣明指》說：「純陽之神能生慧，自有六通之驗矣。」天地之形成，清陽上升，濁陰下降，人為清陽及濁陰之合體，含陰愈多，密度越大，物質的成分越高；反之，含陽愈多，密度越小，能量的成分越高。氣功修練到純陽階段，即已跨越陰陽物質次元的範圍，出現各種神通，其能力已超乎人類的經驗範圍。莊子在《逍遙遊篇》提到有些修道家可以「乘雲氣，御飛龍，而遊乎四海之外」，可見真人所展現的各種神通，並非無稽之談。

《金剛經》云：「如來者，無所從來，亦無所去，故名如來。」即在說明神佛來去自如，不受拘束。人類的身體屬於三維空間的物質界，物質的基本結構是陰陽的結合，「神」則是修道家所說的「先天一炁」，是屬高次元的能量。

先天一炁是什麼呢？《孫不二女功內丹次第詩註》：「一炁者，即先天陰陽未判之氣，至於分陰分陽，兩儀既立，則不得名為一炁。」根據這句話深入解讀，人身為陰陽結合的產物，因此，人身本沒有「先天一炁」這種能量成分，必須透過修練得來，歷來各道派也認同「先天一炁來自虛空」的學說；呂洞賓也認為，先天一炁存在於陰陽之前，屬於純陽。

生命源於陰陽的結合，是靜的陰將動的陽包在裡面，即如老子所說的「萬物負陰而抱陽，沖氣以為和」。但是，《內經》說：「年過四十，陰氣自半。」藥王孫思邈也說：「人年五十以上，

先天一炁的內涵

一炁者，即先天陰陽未判之氣。
——《孫不二女功內丹次第詩註》

人身本沒有「先天一炁」這種能量成分，必須透過修練得來。

先天一炁

先天一炁存在於陰陽之前，屬於純陽。
——呂洞賓

修成先天一炁就可脫離「陰陽」這個自然界的規則，進入能量不滅的境界，這就是修道的終極目標。

陽氣日衰。」陰陽離決，精氣乃絕。陰陽的結合有半衰期，到了一個年限，它的結構會慢慢瓦解，會循著成、住、壞、空的方向進行，這是自然界的規則；但修成先天一氣就可脫離這個規則，進入能量不滅的境界，這就是修道的方向與目的。

「神」既然不受三維空間的限制，它的運動方式就非人類可以想像，猶如螞蟻是二度空間的生物，牠們就無法想像三維空間生物的運動方式。我們所說的特異功能，即是高次元空間的運動方式，亦即修道家所稱的「妙」。老子在《道德經》說：「常有欲，以觀其竅；常無欲，以觀其妙。」「有欲」就是心意，心意還沒有脫離陰陽，所以用來守竅；但是要觀妙境，就必須停用心意而「無欲」，進入更高層的意識層次。呼吸牽涉到陰陽，所以在進入「神」的範圍，必須拋開呼吸，進入胎息。總而言之，在「神」這一階段，生命完全交由先天能量運作。

在練氣化精的階段，是用心服氣；在練精化炁的階段，是用意伏炁；經過層層修練，氣一步一步的提高層級，意識主宰也相對一一改變。到了練炁化神的階段，既不能用心也不能用意，心、意須全部放開，改由「性」主宰，也就是要入定，達到空無的境界。

《孫不二元君法語》胎息詩說：「炁復通三島，神忘合太虛。」這句話是說：練炁的時候還要到上中下每一層的丹田裡修煉，但一進入練神的範圍，意識便要全都忘卻，才能證入宇宙本體。儒家「存心養性」，佛家「明心見性」，道家「修心練性」，心屬後天，性屬先天，由心入性即是由後天返回先天而超凡入聖。

23 後天返回先天的途徑

修道的目的既是由後天返回先天，要達到這個目標，最直接的辦法就是找出原來「先天轉後天」的入口，循著來路的相反方向回去即可。

先天轉後天的入口在哪裡呢？父精母卵結合之後，在娘胎裡最先形成肚臍，肚臍即是人身的原生點，從哪裡來就從哪裡回去，所以肚臍是先天、後天轉換的出入口。有一回弟子問王重陽：「如何是道？」王重陽回答：「五行不到處，父母未生時。」重陽祖師認為人是陰陽混合之物，是物質界的五行元素構成的，這種合成物「莫不有數」，亦即有其生存年限，到頭來終將毀壞；只有練成純陽之體，回到父母未生之前的原來面目，才能與宇宙同體而進入永恆。

練氣修道，要懂得「次第功夫」，亦即要懂得「升階」。進入練炁化神的階段必須「移爐換鼎」，也就是要離開練命的大本營丹田，換個地方修練，因為練命與修性的工廠是不一樣的，這個新工廠在哪裡呢？《五柳仙宗》云：「前對臍輪後對腎，中間有個真金鼎。」這個鼎即為練炁化神之處。

《樂育堂語錄》說：「惟煉離宮陰精，使之化氣，復守腎間動氣使之不漏，不知移爐換鼎向上做煉氣化神功夫，雖丹田氣滿，可為長生不老人仙，然氣未歸神，神未伏氣，有時念慮一起，神行氣動，仍不免動淫生慾。故曰：修命不修性，猶如鑒容無寶鏡。」這段話的涵意是說：最初以丹田為爐，我們在丹田裡練出精、炁之後，雖然可以讓我們長生不老，但這尚屬於修命的範圍，如果我們沒有轉移到胎元修練，把精、炁化成神，終究還是會受到凡心慾念的左右。

明代陳繼儒《養生膚語》所說的「抱神以靜，氣氣歸臍」的練功心法，即是練炁化神的要領，目的在溫養、開發生命的能源中心。肚臍原本是由性轉命的據點，當然也是由命轉性的據點。肚臍又名神闕、臍中、胎元，是先天真息的潛藏部位，而且是直通五臟六腑的進氣口。經常鍛鍊胎元，可讓五臟六腑開竅通氣、排濁

5-03修練的次第功夫

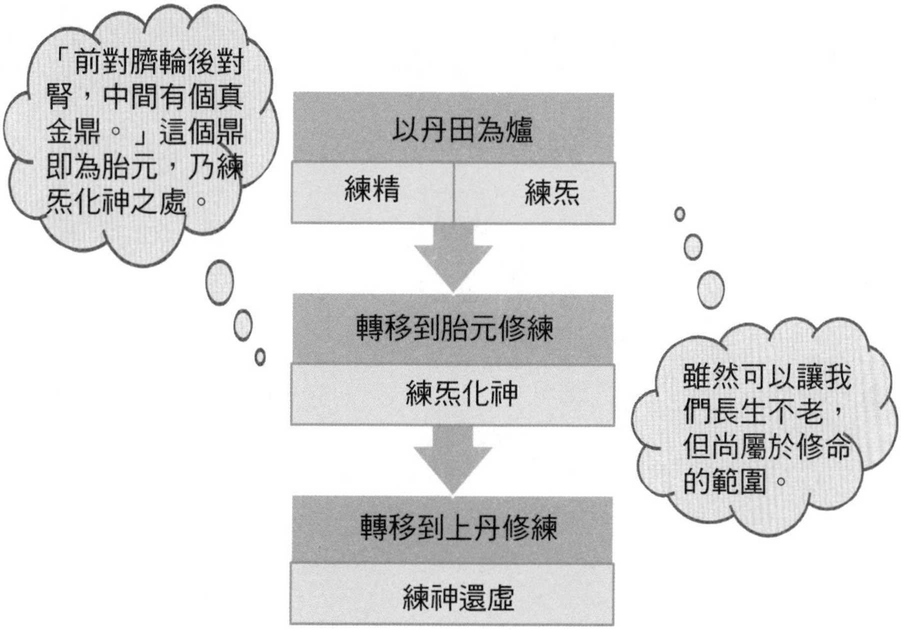

「前對臍輪後對腎，中間有個真金鼎。」這個鼎即為胎元，乃練炁化神之處。
以丹田為爐
練精
練炁
轉移到胎元修練
練炁化神
轉移到上丹修練
練神還虛
雖然可以讓我們長生不老，但尚屬於修命的範圍。

納清，使人體真氣充盈、精神飽滿。臟腑乾淨則面色清朗紅潤、皮膚潔淨光澤。

在娘胎裡的時候，胎兒的肚臍具有吸收營養及能量的功用，而且能夠運用胎息吸收天地的元氣，所以胎兒的肚臍尚屬於性、命的綜合領域。胎兒出胞斷帶之後，肚臍縮進去一寸三分，落在人身的正中之處，由於出生後營養的攝取改由消化系統擔任，肚臍的功能便退化了。我們練氣時長期意守肚臍，經過能量的溫養，肚臍就會重新活化。肚臍聚能時會產生「臍波環」不斷旋轉，出現先天八卦，而其對應的背部命門則出現後天八卦。肚臍是陰陽媾合的生命原點，先天一炁在這一點轉成陰陽，若要讓陰陽再返回先天一炁的狀態，捨此別無他途。

《入藥鏡》王道淵註：「先天炁者，乃元始祖炁也。此祖炁在人身天地之正中，生門死戶……」，所謂的「元始祖炁」也就是先天一炁，它的坐落位置在人身的正中之處；尹真人《寥陽殿問答篇》也說：「臍輪之後一寸三分，真元落於此處，號曰天心，又名神爐，乃胎仙元命之根，是故又號天根。」這個生命的原生點又名規中、黃庭……等，異名繁多不勝枚舉。清初名醫馮兆張《馮氏錦囊》也說：「身中一竅，名曰玄牝，受氣以生，實為神府，三元所聚，精神魂魄會於此穴，乃金丹還返之根，神仙凝結聖胎之地也。」以上這些言論都指明由肚臍進去這個穴竅是「金丹還返之根」，所以它是質能轉換、人天接軌之處。

前文曾談過「丹」的位置，現在我再將這個生命原生點的位置說得更清楚一點：丘處機《祕傳大丹直指》指其位置在「乾之下，坤之上，震之西，兌之東，坎離

修道家抱元守一煉神法訣

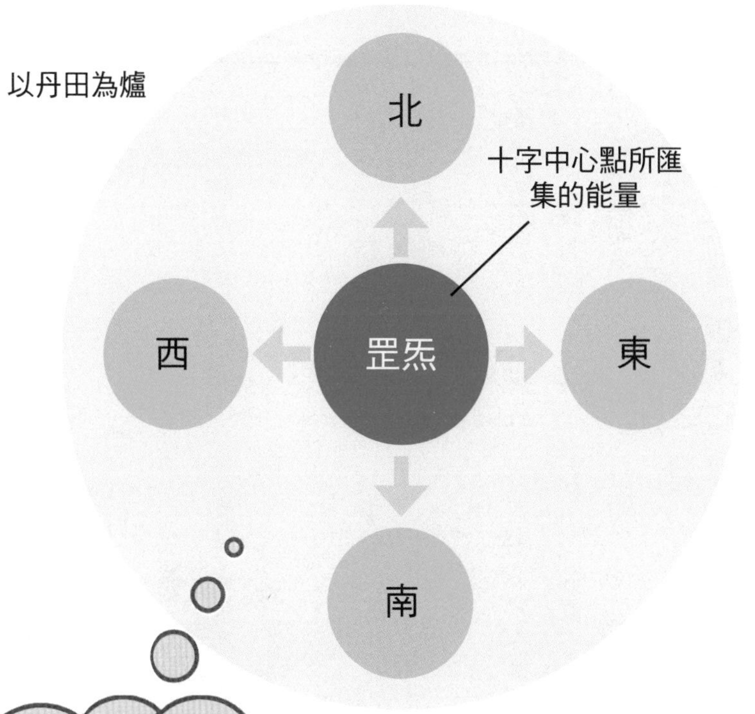

天地萬物皆由幾何圖形所構成，東西南北為四正。我們要將身體內的四正去對應天地的四正，才能與天地能量共振。

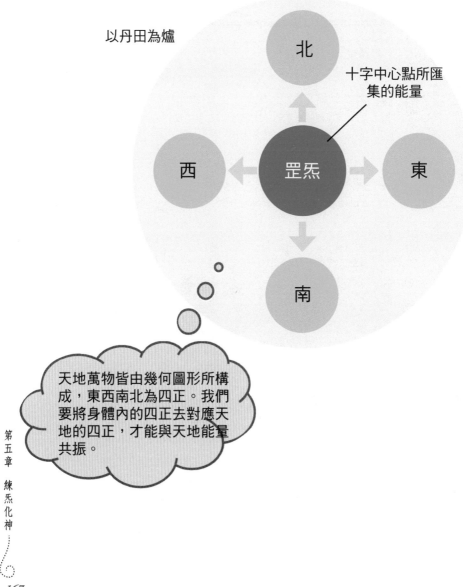

交媾之地，一身之正中。」乾坤震兌就是東西南北四方的意思，所以它居於人身的正中心，位置就在臍內一寸三分的地方。

晉朝道士蘇玄朗活了三百餘歲，他是詳論內丹煉養的始祖，他所說的「還丹」，就是指人體中的「丹」聚能的現象，精氣神還本歸源，這就叫做「歸根復命」。《玉清內丹寶籙．百竅說》云：「人之一身，氣宮三百八十四，臍中氣穴，為三百八十四宮之主。」易言之，臍中進氣，即是全身進氣。靈台吸天的能量，陰竅吸地的能量，而胎元則是吸收萬物的能量。歷代道書關於這個生命原點的論述非常多，它的異名也有數十種，如果不明其中原理，讀起來不免令人頭昏腦脹，摸不著頭腦。

天地萬物皆由幾何圖形所構成，東西南北為四正，四正為罡，其十字中心點所匯集的能量叫做罡炁，修道家皆曰抱元守一為煉神法訣，這就叫做「十字路口出神仙」。我們要將身體內的四正去對應天地的四正，才能與天地能量共振。這就是為什麼中華民族最崇尚一個「中」字，因為居正居中才能得到正氣。

丹這個元始祖炁之處形狀像一個寶瓶，瓶口朝下，它是由無入有，是物質的原生點；因為是單點，所以沒有陰陽對應，能量可以源源不絕由瓶口進入，它像一個黑洞一樣可以無休吸收、儲存能量，而且可以將能量放射全身，老子說：「多言數窮，不如守中。」練炁化神就是要「守中」，亦稱為「守一」。練功進入坐忘境界的時候，全身都不見了，只見臍中有一顆黍米狀的東西旋轉不息。

我因為肝、膽有些先天性的病症，在建立靈台到陰竅這條縱線的時候，被肝氣吸引而稍微向右偏斜，長久以來，吸入的能量經常若有若無。後來經師長調整，穴道、線路才得以對正，能量便源源而來，可見幾何圖形的線條發生偏差，練功就會產生障礙，此即「因形定氣，因氣定位」的道理。我們將身上的線條擺正以後，尋找氣的來路去路，感覺到氣通了才能確定得到正位。因此，我們靜坐時必須遵守「尾閭中正，腰直，胸涵，肩沉，頸直，頭正」的原則，氣血才能順流暢通。即使在平日的生活中，我們都得隨時注意維持端正的姿勢，許多人身體的痠痛症狀，往往是不良的姿勢所造成的。

《伍柳仙宗》這部書裡面提到一個很特別的觀念：「元神雖居中田，卻連合下田二炁，以為妙用。」伍柳派認為拘泥單守一田，神炁會發生滯礙，所以要寂照中下二田，相與渾融，化為一虛空之大境，叫做「二炁相助」。總之，在練氣的過程中，丹田、胎元是兩個非常重要的據點，常保丹田、胎元靈活，即能供給身體源源不絕的能量。

24 練炁化神的心法

練炁時，呼吸採用「子升午降」的原理，《金仙證論．風火經》：「一吸自下而上，子升；一呼自上而下，午降。」鍛鍊神炁的呼吸心法是「呼接天根，吸接地軸」，這裡所謂的呼吸跟口鼻的進出氣沒有多大關係，只是藉用呼吸的節奏，呼氣時，用意從天上導引能量進入任脈，流經湧泉入地；吸氣時，用意從地底導引能量進入督脈，流經靈台通天。採用這種呼吸法，天地能量由我們的頭頂、腳底進出，使得天地人三者的能量相應連通。莊子說：「真人之息以踵，眾人之息以喉。」即在說明真人與凡人呼吸法之不同，能夠達到這種呼吸境界的人，經常感覺「腳底生涼風」。

《樂育堂語錄》說：「呼吸息斷，元息始行……上接天根，下接地軸，綿綿密密，久久溫養，於臍腹之間一竅開時而周身毛竅無處不開，此即為胎息。」採用這種呼吸法鍛鍊神炁，久而久之，先天炁便氤氳布滿身中，一開一闔，遍身毛竅與之相應，呼吸則越來越微，後來甚至不覺氣之出入，逐漸進入胎息狀態。

葛洪《抱朴子內篇》：「得胎息者，能不以鼻口呼吸，如人在胞胎之中。」胎

鍛鍊神炁的呼吸心法

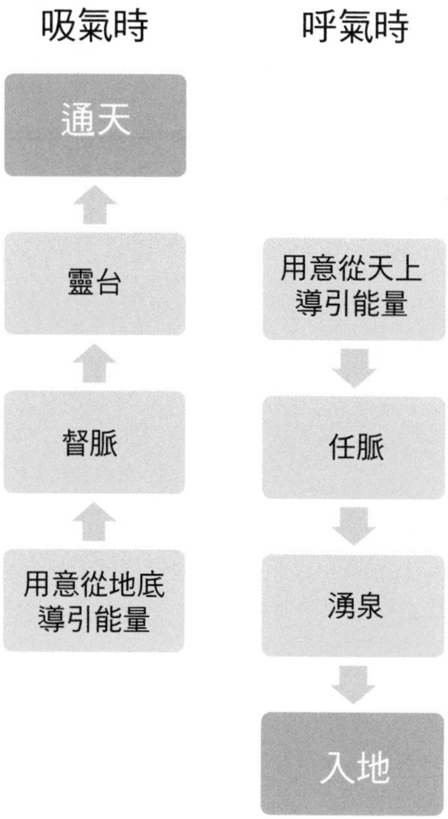

烏龜冬眠用胎息

烏龜冬眠用的是胎息，冬眠的動物比其他相同體重的動物壽命長二十倍。

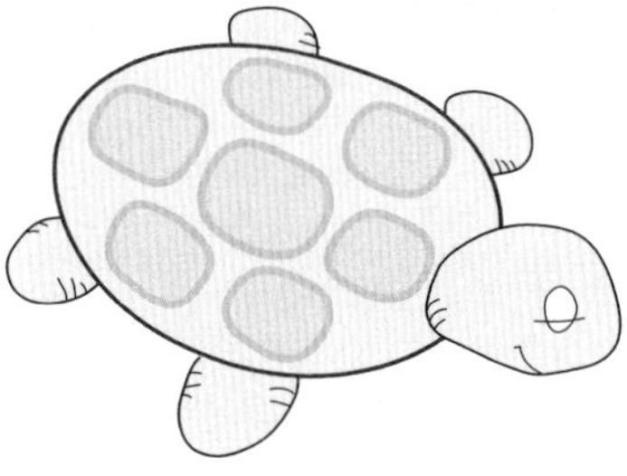

兒尚在娘胎時，雖有母親的血液供應氧氣及營養，但天地間還含有其他種種能量必須靠胎兒的胎息自行攝取，因此有人認為丹田內有神龜，可以吸取天地真氣。《太微升玄經》說：「氣絕曰死，氣閉曰仙。」道家認為，有後天口鼻呼吸則有生死，進入胎息即斬斷生死之路，可以長生成仙。

生物學家曾觀察冬眠的烏龜，發覺牠是利用小腸呼吸，其實烏龜冬眠用的是胎息。根據調查，冬眠的動物比其他相同體重的動物壽命長二十倍，美國地理學會曾說：「如果冬眠的奧祕被研究出來，人類便可活到一千四百歲。」我們所吃的食物皆取材自植物、動物，植物、動物在生長過程中吸取了天地的營養及能量，我們將食物吃下肚之後，便占有它們的營養及能量，這是間接的攝取；但是進入胎息狀態時，人體可以直接吸取天地的營養及能量，不必透過動植物的傳遞，

一般呼吸VS胎息

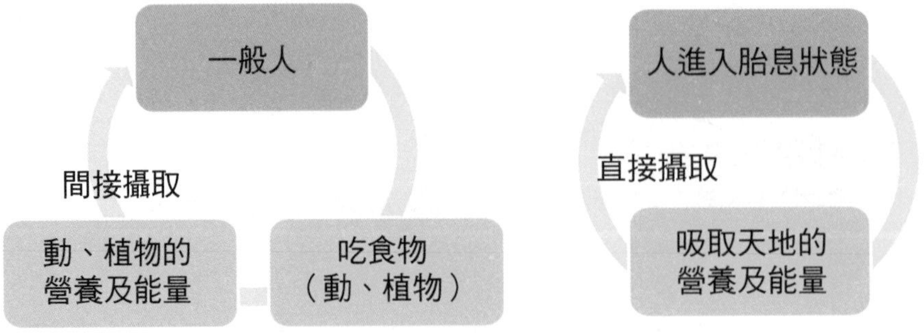

這是直接的攝取。

太古醫書《神農經》云：「食元氣者地不能理，天不能殺。」食氣能讓人身體純粹無病，是不死長生之道，《神仙絕穀食氣經》、《抱朴子．雜應》這些書也舉出各種「辟穀之法」。有些修道人學會這些絕糧功夫而不飲不食，修道家在長期閉關入定時也常須絕糧。二〇一〇年報載，印度一個八十二歲的老苦行僧詹尼七十年來沒吃沒喝，印度軍方還把他請進醫院密切監視，老先生果然二十餘天粒米未進，身體卻依然硬朗。現代人也常採用短期的「斷食療法」，主要的作用是在清除身體所累積的廢物及毒素，使身體清潔而健康。

修道家認為，成道的途徑有「四無」，亦即「無食、無息、無身、無心」，精確的說，若要了道成道，必須脫離物質元素的牽絆。道家經典《黃庭經》說：「直到呼吸全止，

成道的途徑

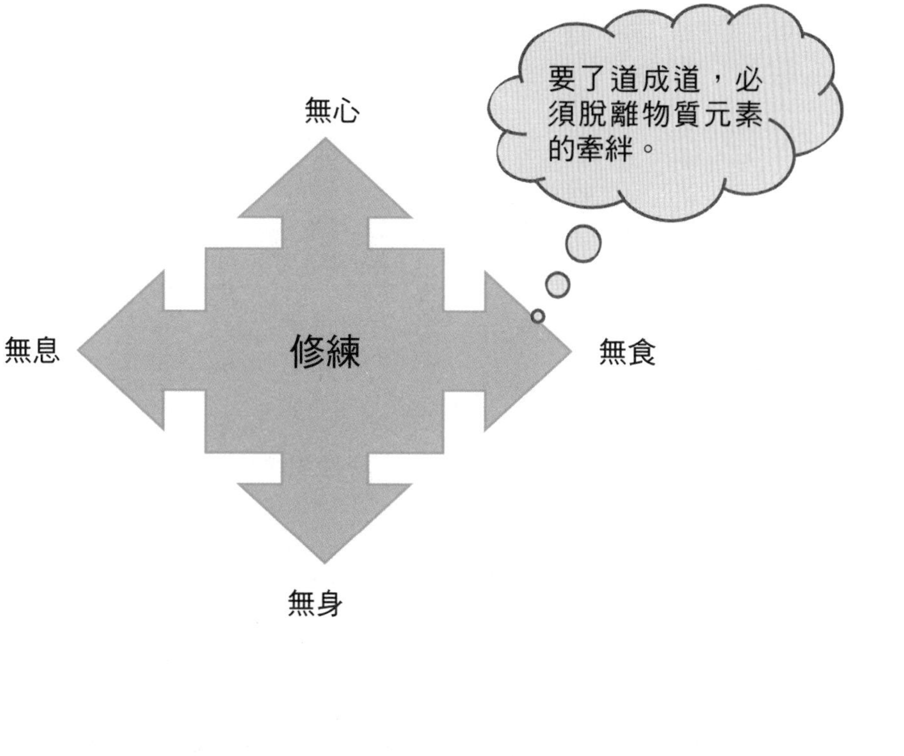
要了道成道，必須脫離物質元素的牽絆。
無心
無息
修練
無食
無身

開闔俱停，則入定出神之期不遠矣。」進入胎息之後，天地氣轉由中脈進出，中脈又名「靈脈」、「仙道」、「默道」，為無形的線路，而且線路只有一條，不像其他氣脈大都有陰陽對應。宋、元以後的道書較少提及中脈，中脈上應天心，下接地心，修道的最終階段都是以中脈行氣，這叫「中黃直透」。走中黃者必是先天一炁，於靜極中自然直透，若以後天意念去導引升降，叫做「闖黃」，修道家都認為闖黃後患無窮，不可輕易嚐試。

總之，就如《樂育堂語錄》所說：「凡息停而胎息現，日夜運起神火，胎息綿綿，不內不外，若有若無，煉為不二元神，此為煉炁化神之火候。」在修練神炁的階段，入靜時間的長短與能量的提升有乘數效果，因此修道家在此時往往日夜修練、長期閉關，目的在不斷提升能量，以期突破能量的臨界點而悟道成道。達摩在少林寺面壁九年，全真派創始人王重陽則是在陝西挖了一個三丈深名為「活死人墓」的洞穴，在洞中苦修二年；其弟子丘處機在磻溪開鑿長春洞，晝夜不寢苦修六年；另一弟子郝太古則於沃州石橋下面靜坐六年，閉關修練可說是成道的不二途徑。

長期閉關，已屬入定練神的階段，《中天師服氣要訣》說：「冥心絕慮，萬慮都捐，覺口中津液香甜，為入定之候。」練氣到了這個程度，會出現眼見彩光、耳聞天音、鼻聞異香、口中甘甜等現象，此一境界已非筆墨可以形容。

第六章

練神還虛

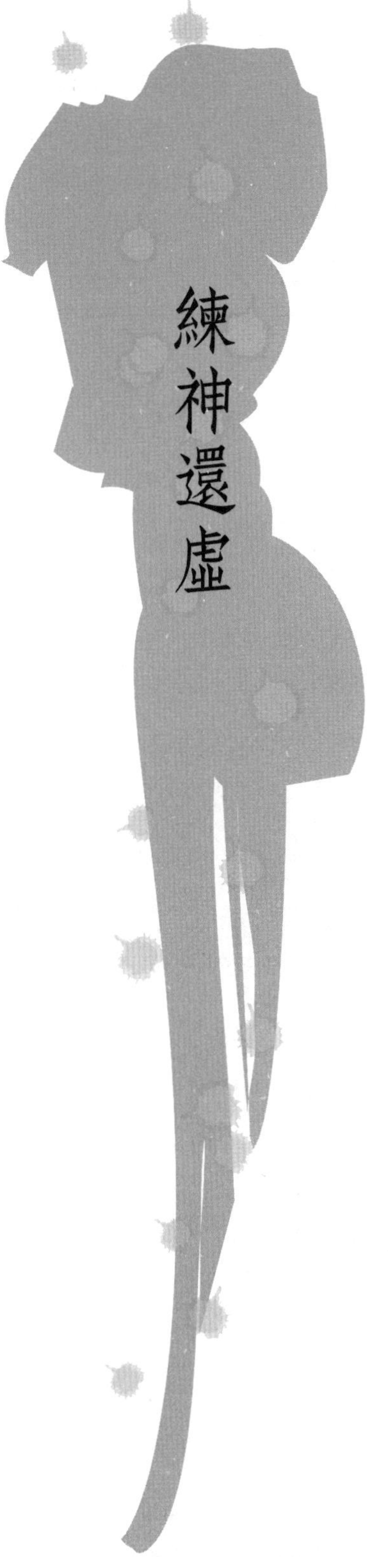

25 何謂精氣神合一？

晚唐以來，道家丹書即把精、氣、神合稱為「三寶」，道教經典《太平經》也把精氣神合稱「三一」，都認為精氣神三者一體不離，互相依存。綜合各家的理論歸納分析，精氣神之間的關係大約有下列三種觀點：（一）翁葆光《悟真篇注》：「神因氣立，氣因精生。」這是指依照道家修練公式練化相生的過程，精可以化氣，氣可以化神；（二）陸西星《心印妙經注》：「神之所至，氣亦至焉；氣之所至，精亦至焉。」指出在應用上，各層級之間的氣可以併用的現象；（三）古真云：「神全則氣旺，氣旺則精全。」相對的是神耗則氣衰，氣衰則精疲，這是指各層級的氣相互依存的連動關係。

但是，以上這段文字各家所說的「氣」，都應該改為「炁」才是正確的。氣的各種層級可依不同的需要而單獨或合併運用，比方說，導引、運動時單用精，靜坐單用炁，入定單用神；但也可以兩者併用，比方說，練武、通脈時用精、炁合一的混元氣效果最佳；修練到了最高階段，則是精炁神三者合一，達到「形神俱妙」的境界。

前文提到，能量之間似有屏障區隔，必須切換意識才能指揮不同的能量，這跟精氣神合一的道理不是互相矛盾嗎？其實，修練日久功深之後，能量及意識皆可跨越屏障，運用自如。所謂功力，即是「能量強度及意識純粹的總和」，要練到精氣神合一的境界，總要有幾十年的修為。

進一步而言，修道家認為「三寶」還可以分成先天三寶、後天三寶兩類，怎麼分呢？精氣神是後天三寶，在精氣神上頭各加個「元」字變成元精、元氣、元神，即是先天三寶，陸西星將這兩者的關係定位為「先天為體，後天為用」，後天三寶為人身所產，先天三寶則為來自天地的能量，兩者可以相應交流，是為「天人合一」。

丹經道書對三寶的相互關係還有一個重要論點就是：在精氣神三者當中，唯有「神」獨具主宰功能，是為三寶之主，張伯端《青華祕文》說：「金丹之道，始終以神而用精炁者也。」關於這個論點，筆者認為值得商榷，前文曾加以分析。

修練必須與天地交流，所以除了人身三寶之外，天地也各有三寶。「人身三寶」是精氣神；「地下三寶」是水火風；「天上三寶」是日月星。先修人身三寶，再修地下三寶，再進而修天上三寶，即為天地人三才同體合一。

練氣的主要方法有服氣、守竅、靜坐、導引、存想、煉丹等，此外還有辟穀、服餌、攝養、房中術等比較特殊的途徑，有人將之分門分派，中派始祖李道存崇尚修丹，把其他煉養方法稱為「傍門九品」，其實各種修練方法都是可以綜合運用的。

《胎息經幻真先生註》：「修道者，常伏炁於臍下，守其神於身內，神炁相合而生玄胎。」《悟真篇》也說：「三家相見結嬰兒。」所謂三家相見，一般指的是精、炁、神合一，龍門派則指的是身、心、意合一。經過長期凝神炁穴，「息住於胎，內外溫養」，是養出陽神、元嬰的方法。

練成精氣神合一的功夫，道家謂之「三花聚頂」，再進一步鍛鍊則五臟元氣會於腦部，謂之「五氣朝元」。元朝蕭廷芝《金丹大成集》：「何謂三花聚頂？神氣精混而為一也。」「何謂五氣朝元？五臟真氣上朝於天元也。」

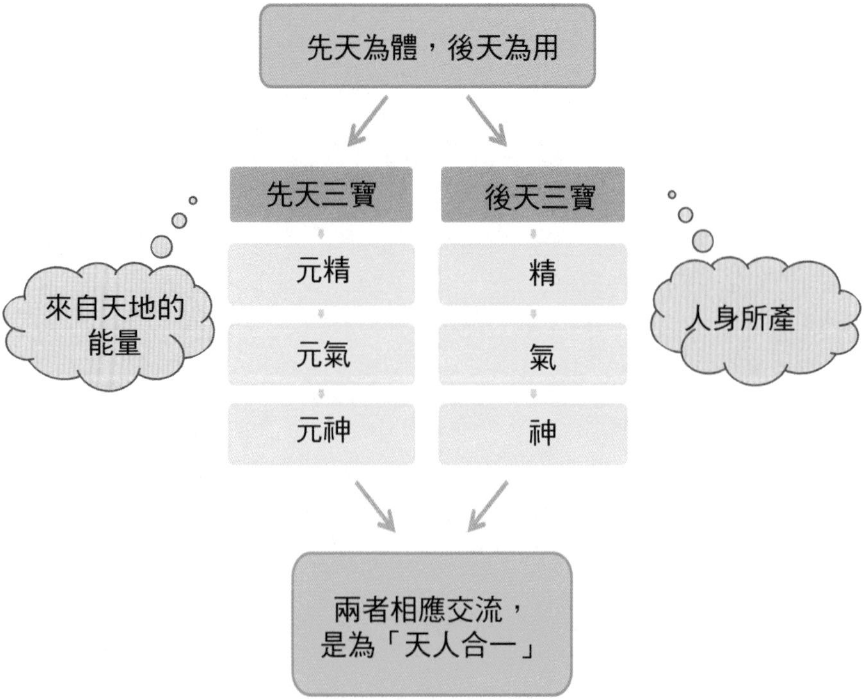

三寶

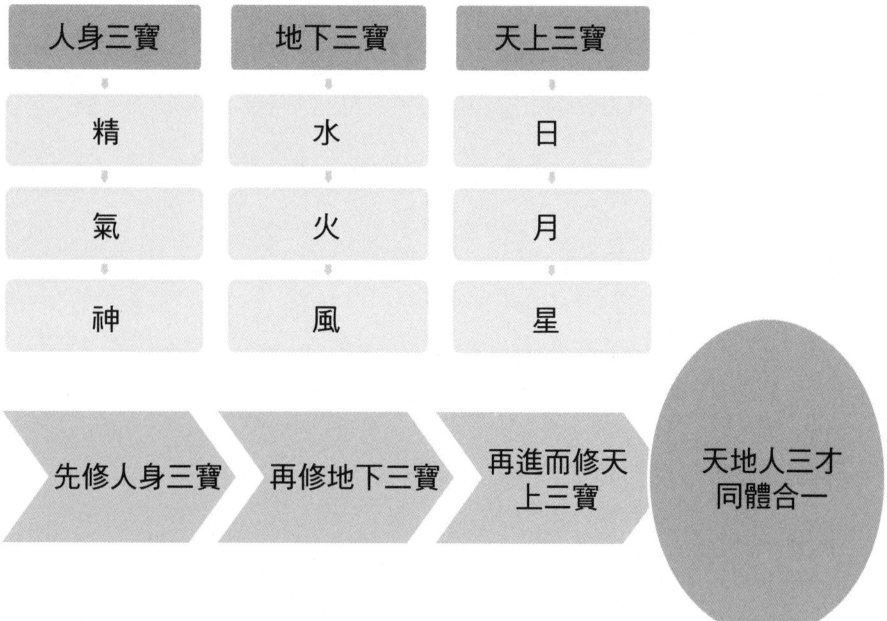
人身三寶
精
氣
神
地下三寶
水
火
風
天上三寶
日
月
星
先修人身三寶
再修地下三寶
再進而修天上三寶
天地人三才同體合一

26 練神還虛了道成道

道家修練公式的最後一個步驟是練神還虛，當我們的氣修練到與天地的能量屬於同一性質，即如北宋張君房《雲笈七籤．元氣論》所說的：「一者，真正至元純陽一氣，與大道同心，與自然同性。」所謂「與大道同心，與自然同性」即是天人合一的境界，自身的能場與天地的能場因性質相同而合為一體。「還虛」是什麼意思呢？伍沖虛云：「虛也者，鴻蒙未判以前無極之初也，即本來性體也；還虛也者，歸復無極之初以完夫本來之性體也。」易言之，「虛」是宇宙本體，即是我們本性所由來之處，修道的目的即在於返回生命的故鄉。

練神還虛是如何一個狀況呢？《唱道真言》有一段陽神還虛的敘述：「陽神透頂之後，在太虛之中，逍遙自樂……」這個現象即是老子說的「天門開闔」，頭頂百會穴天門打開，陽神隨之飄然出竅。陽神是什麼呢？陽神「聚則為形，散則為炁」，唐代道士施肩吾《西山群仙會真記》描寫陽神說：「如嬰兒大，瑩潔可愛。」陽神初現要隨出隨收，以免迷路，須經三年乳哺（定神溫養），始得老成，自可通天達地，來去自如。

出神分「陽神」、「陰神」兩種，兩者的區別在於陰神是無形的，陽神則能隱能顯；伍沖虛《仙佛合宗語錄》說，陰神只具五通而不具漏盡通，陽神則具足六通。一般說的靈魂出體（out of body）指的都是出陰神，唯有修道人在經過「寂照」功夫，亦即長期閉關面壁之後，才能成就陽神，練神還虛指的就是出陽神，丘處機《大丹直指》這部書載有出神的練習方法，他認為只有陽神可以跳出頂門，棄殼升仙。

出神

練神還虛指的就是出「陽神」

陽神

能隱能顯

具足六通

修道人在經過「寂照」功夫，亦即長期閉關面壁之後，才能成就陽神

聚則為形，散則為炁。

如嬰兒大，瑩潔可愛。

可通天達地，來去自如。

陰神

無形

只具五通而不具漏盡通

一般說的靈魂出體（out of body）

佛家六神通：天眼通、天耳通、他心通、宿命通、神足通、漏盡通。漏盡通本為道家用詞，意為長生久視、長生不老。

27 修性與修命

在中國幾千年的歷史裡面，道家的心性之學論述千篇萬卷；加上歷朝論道有合佛的，也有合儒的，金元之後還有儒釋道合一的全真派；宋明理學更將心性之學解釋為人文的「內聖之學」。但是，坐而談不如起而行，光講理論沒有實修終究還是落空，但是在實修的過程中仍有些觀念必須釐清，其中最重要的就是修命與修性之間的分野。

修性與修命，是練氣修道的兩大領域，兩者最粗略的分別方法是：命指的是身體，性指的是靈性；若以現代科學的方法做比方，我們可以將命視為電腦硬體，將性視為軟體，生命是硬體與軟體的合作，缺一不可。有些道家是以氣的層級來分，例如王重陽說的：「神是性兮，氣是命。」王重陽這句話可以解讀為：精氣屬於命的能量，神炁屬於性的能量；也有的道家是以修行的功法來分，丘處機《大丹直指》說：「金丹之祕，在於一性一命而已。性者，天也，常潛於頂；命者，地也，常潛於臍。」丘真人指出修命、修性的分界點，他認為人的原生點在肚臍，肚臍以下的功夫都跟人身的壽命及健康有關，故屬修命的範圍；肚臍以上，部位越高越與能量及信息有關，故屬於修性的範圍。

以上這種區別法，若以現代人的眼光來看，分界有點模糊，也許不夠科學。我認為，不如以「陰陽」做為性與命劃分的界線，元．牧常晁《玄宗直指萬法同歸》：「道在太極前謂性，炁之付物之謂命。」這句話將性與命劃分得很清楚，「付物」之意即在言明陰陽交媾之後產生的物質，進入三維空間的物質形體是命，而在尚未分出陰陽兩儀、尚未形成物質之前的太極是性，道生一即是無極生太極，而太極為純陽。

《黃帝內經》說：「人生有形，不離陰陽。」人為陰陽所生，人身的健康、壽命皆脫離不了陰

「性」與「命」的區別

	性	命
以「陰陽」來劃分	「道在太極前謂性」，尚未分出陰陽兩儀、尚未形成物質之前的太極是性。	「炁之付物之謂命」，陰陽交媾之後產生的物質，進入三維空間的物質形體是命。
	先天一炁	陰陽兩氣
	修成先天一炁之後，功法改為入定坐忘，開始脫離陰陽領域而進入性功。	穴道一前一後、吐納一呼一吸、行氣一升一降，凡涵蓋在陰陽領域者皆屬命功。
以「生命」來解讀	靈性	身體
以「電腦」來比喻	電腦軟體	電腦硬體
以「能量」來區分	神炁屬於性的能量	精氣屬於命的能量

陽的作用，不論是練氣的原料或功法，例如穴道一前一後、吐納一呼一吸、行氣一升一降，凡涵蓋在陰陽領域者皆屬命功。修成先天一炁之後，功法改為入定坐忘，開始脫離陰陽領域而進入性功。因此，宋末李道純《全真集玄祕要》說：「一炁判為兩儀，即人之立性立命故也。」這句話就很清楚的劃定性與命的界限，先天一炁是性，陰陽兩氣是命。

但是，因為在修練的過程中，物質中有能量，能量中有物質，甚至還可以精氣神合一，所以性與命之間有重疊的灰色地帶。根據實際修練得知，修命的陰陽功法大都只到肚臍為止，大部分的時間都在肚臍、丹田用功；修性的最高部位則在腦部，《黃帝內經》：「天谷元神，守之自真。」天谷這個藏神之府，即為超凡入聖的修性之地。因此，以陰陽、一炁來劃分性與命，或用肚臍、天谷來劃分性與命，道理並無相違之處。

中國自古以來，大部分的道派都主張性命雙修，認為「形神俱妙」才是修道正途，但有些修道家偏重修命，如葛洪、陶弘景、孫思邈等人；有些則偏重修性，如成玄英、李榮、司馬承禎等人。如果再進一步細分，有主張「先命後性」的，如張伯端、呂洞賓、翁葆光等；也有主張「先性後命」的，如王重陽、丘處機、陽道生等，大體上內丹派北宗主張先修性，南宗則主張先修命。

一般認為，道教是「以命宗立教」從保命長生下手，佛教是「以性宗立教」，以思想解脫為極致。但是一開始就練性，終究難以捉摸，因此呂洞賓《敲爻歌》說：

道家重要宗派及代表人物

黃老派		伏羲、黃帝、王喬、赤松、老子、莊子
文始派(隱仙派)		關尹子(文始真人)→麻衣道者→陳希夷→火龍真人→張三豐、邵康節
正一派(天師派)		張道陵、寇謙之、張與材
上清派		魏華存、楊義、許謐、陶弘景(茅山宗)
靈寶派		葛玄→鄭隱→葛洪、陸靜修
清微派		祖舒、南畢道、黃舜申、張道貴(武當派)
神霄派		王文卿、林靈素、薩守堅、莫月鼎
淨明派		許遜→吳猛、郭璞、劉玉
少陽派		王玄甫、鐘離權、呂洞賓
內丹派		鐘離權、呂洞賓、劉海蟾、施肩吾
	南宗	張伯端→石泰→薛道光→陳楠→白玉蟾(清修派)號稱南五祖，陸彥孚、翁葆光、陳虛白
	北宗(全真派)	王重陽→馬丹陽、邱處機(龍門派)、譚處端、劉處玄、王處 一、郝大通、孫不二號稱北七真，伍守陽、柳華陽(伍柳派)、劉一明
	中派	李道純、黃元吉
	東派	陸西星、傅金銓
	西派	李涵虛、吳天秩、柯懷經、汪東亭
青城派		青城丈人、陳致虛、李八百
崆峒派		飛虹子、燕飛霞

「只修性，不修命，此是修行第一病。」他又在《三寶心燈》一書中提出更詳細的說明：「今人每以修性為禪家所宗，不知修命即修性，修性即立命。命到終時天地生我陰陽之數已盡，如何挽回？」依呂洞賓的觀點：人身為陰陽所生，陰陽媾合的結構就如佛家說的地水火風四大假合，數十年後將告瓦解復歸塵土，修行何來憑藉？南宗代表人物張伯端在《青華祕文》一書中也說：「先性則難用功，先命則有下手之處。」所以他主張漸修而見性，是謂「以命取性」。

因為人身會毀壞，所以道家稱之為「假」；而先天的本我卻是永遠不滅的，所以稱之為「真」，因此道家稱修道為「修真」，得道之後稱為「真人」，修道的過程即謂「藉假修真」。

王育林《迴光集》云：「千年鐵樹花開易，一失人身再復難。」此身不向今生度，更向何生度此身？所以修道要先修命，保命的用意在爭取修練的時間，充分利用肉身學習及修行，以增加即身修成的機會，其目的在先掌握生命，再求超脫生命。趙避塵《性命法訣明指》也說：「既云逃生死，復將生死大事置之度外，任其輪迴生死，豈不南轅北轍？」趙祖師認為，修行人既要了脫生死，卻認為生死不重要，不斷的死亡投胎輪迴，其實充滿了矛盾。

此外，比較另類的觀點還有兩種：（一）元初李道存把修練分頓漸兩途，他在《中和集》中說：「夙有根器，一直了性，自然了命也。」他認為上根利器者可以修頓悟法，直接從了性著手；而一般人「不能一直了性，必須先了命後了性。」資質較差的則必須從漸法修命入手。（二）東晉時代的葛洪，號抱朴子，他主張修命就好，他因為是貴族，生活幸福，並不願意離開人間而成仙，他在《抱朴子．對俗》中說：「求長生者……本不汲汲於升虛……若幸可止家而不死，亦何必求於速登天乎？」他認為，一個人若可以不死，就不必急於登天成仙，顯示他對於人生充滿了眷戀與執著。若以現代人的眼光來看，大多數人的想法也許與葛洪一樣，認為練氣的目的只為了健康長壽。

禪修講的是頓悟，但部分道家否定有實際上的頓悟存在，認為這是累世漸修的自然結果，丘處機在《寄西州道友書》中說：「剎那悟道，須憑長劫練功，頓悟一心，必假圓修萬行，今世之悟道，宿世之有功也。」丘處機把修道修禪比擬為農家積粟、商人聚財，都是累世積存出來的，他認為一個凡夫俗子短期禪修是不可能頓悟成佛的，人身能量是由低層朝向高層漸次提升的，當能量抵達臨界點時，頓悟只須臨門一腳。在我認識的道友當中，部分練功成就特別快的人，一看前世，大都已修了好幾輩子，同樣的功夫大家費盡吃奶力氣練個半死難有寸進，他們卻一點就通，真是令人羨煞。

佛家雖不練化精氣，但是在眾多的禪定方法中，也有類似氣功的六妙門、寶瓶氣等練氣功夫，其實古時候的僧尼燙戒疤，也是利用痛覺集中意識的作用來開穴通脈。四川佛教協會副會長賈題韜在《佛教與氣功》一書中就說：「佛家所提倡的修持方法，基本上都是氣功家所必由的途徑。」佛家的調息等於道家的練氣功夫；佛家的

「入定」及「禪波羅蜜」跟道家的凝神坐忘功夫也沒多大的差別，其實佛、道的修練都是殊途同歸的。

修練最需要恆心及毅力，半途而廢則一切化為烏有。能量在人的身上會出現「元神馳，元炁散，元精敗」的現象，所以必須「神補其神，炁補其炁，精補其精」，每一層級的能量明確分工，各司其職，所以每一層級的氣都要練，不可偏廢，換句話說，也就是要「性命雙修」。

在各家道派之中，最願意將修練心法公諸於世的，首推北宗全真派，尤其到了伍沖虛、柳華陽的「伍柳時代」，更將心法編纂成「天仙正理直論」、「仙佛合宗」、「慧命經」、「金仙證論」等書問世，嘉惠後人。可惜的是，這些書的內容大都是有關修道後半段練炁、練神的功夫，對練氣、練精的入手功夫卻未詳述，讓後人無法入門。

在眾多的修道門派裡面，「以武入道」的修練方式占了大片江山，像少林、武當、崑崙、峨嵋的武功都是很高的，武術的好處是能夠建立一套完整的練命系統，讓練命功法成為可以畢生練習的固定模式。很遺憾的，現代學佛的人大都只是唸經、坐禪，靜而不動，故爾身體衰弱、百病叢生，其實學佛亦應習武，健康終究是一切的基礎，臭皮囊也非可以隨意拋棄的。比方說，太極拳大家公認很好，如果佛家比丘都學拳，因為出家人作息固定，打拳必然日久功深，性命兼修，對修行必然大有好處。

各階段修練主要使用方法

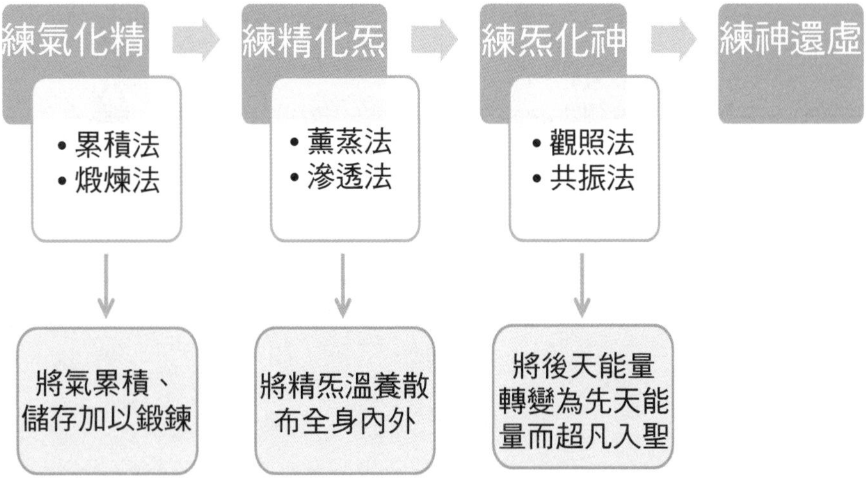
練氣化精
• 累積法
• 煅煉法
將氣累積、儲存加以鍛鍊
練精化炁
• 薰蒸法
• 滲透法
將精炁溫養散布全身內外
練炁化神
• 觀照法
• 共振法
將後天能量轉變為先天能量而超凡入聖
練神還虛

各階段修練功能

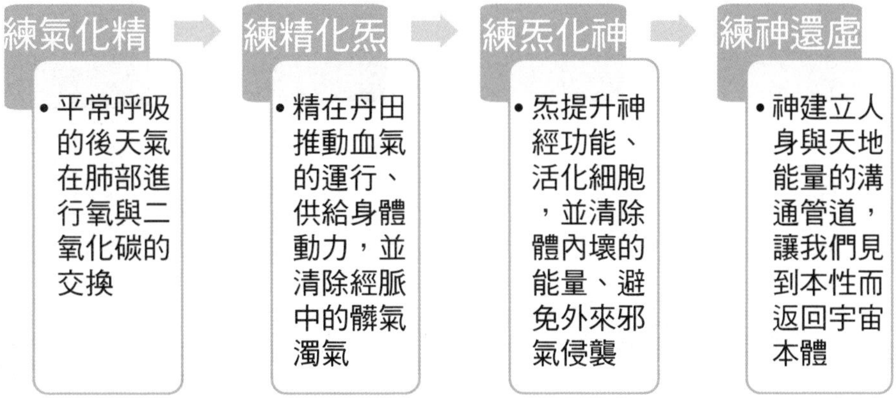
練氣化精
• 平常呼吸的後天氣在肺部進行氧與二氧化碳的交換
練精化炁
• 精在丹田推動血氣的運行、供給身體動力，並清除經脈中的髒氣濁氣
練炁化神
• 炁提升神經功能、活化細胞，並清除體內壞的能量、避免外來邪氣侵襲
練神還虛
• 神建立人身與天地能量的溝通管道，讓我們見到本性而返回宇宙本體

元初修道家杜道堅《道德玄經原旨》說：「天地大吾身，吾身小天地。」總而言之，我們在分析過道家「練氣化精，練精化炁，練炁化神，練神還虛」這個公式之後得到一個結論：宇宙是一個大天地，人身是一個小天地，宇宙能量有各種等級，它的頻譜非常寬，有科學已知的，也有科學未知的；同樣的，人身的能量也可以修練出各種等級，與宇宙的能量相應共振，張伯端《金丹四百字》說：「此精氣神者，與天地同其根，與萬物同其體。」人身能量既與天地能量同根同體，我們應該努力修練追求「天人合一」，提升生命的境界。

在道家修練公式中，若以練化機制而言，練氣化精階段主要用的是「累積法」、「煅煉法」，將氣累積、儲存加以鍛鍊；練精化炁階段主要用的是「薰蒸法」、「滲透法」，將精炁溫養散布全身內外；練炁化神階段用的是「觀照法」、「共振法」，將後天能量轉變為先天能量而超凡入聖。

若以功能而言，我們平常呼吸的後天氣在肺部進行氧與二氧化碳的交換；精則在丹田推動血氣的運行、供給身體動力，並清除經脈中的髒氣濁氣；炁則在提升神經的功能、活化細胞，並清除體內壞的能量、避免外來邪氣的侵襲；神則是在建立人身與天地能量的溝通管道，讓我們見到本性而返回宇宙本體。

第七章

氣與養生

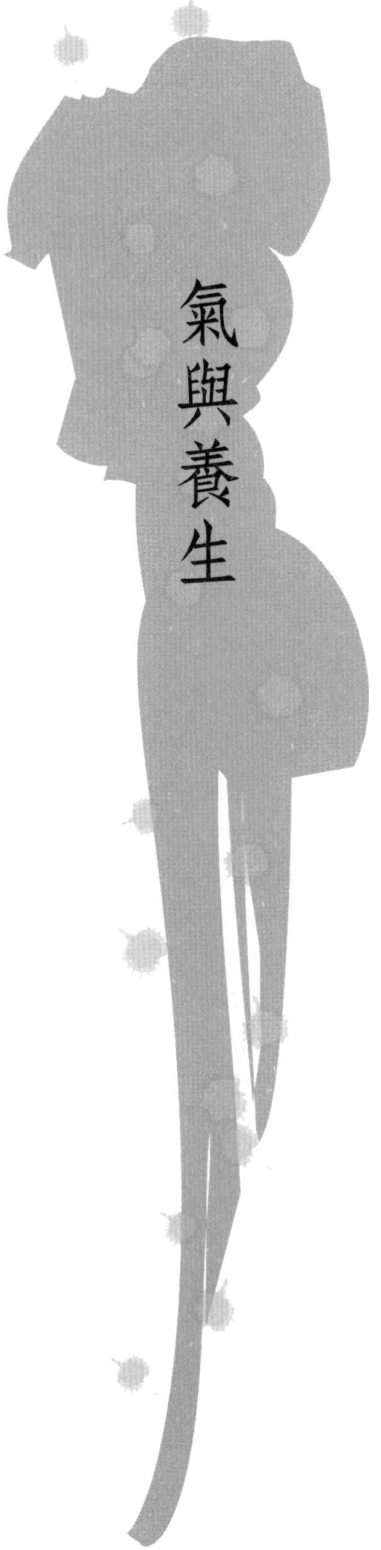

28 淺談各類養生術的保健原理

秦相呂不韋《呂氏春秋》主張養生長壽的首要方法是「早立尊生觀念」，勸人必須及早重視養生，否則一旦疾病降臨那就後悔莫及了。《黃帝內經》說：「年四十陰氣自半也，起居衰矣；年五十體重，耳目不聰明矣。」人到中年，雖然體能已經漸走下坡，但此時開始養生猶未為遲。美國社會福利局曾經提出報告：採用醫療方法，花費上千億美元只能減少百分之十的過早死亡，而採用養生預防方法，不用花多少錢就可以減少百分之七十的過早死亡，想要獲得健康唯有靠自己。

目前社會大眾的養生活動包括運動、武術、靜坐、站樁、導引、瑜伽、禪修等，另外還有一些輔導療法如按摩、點穴、拍打、拉筋、刮痧、拔罐、藥膳等等，亦可納入養生術的範圍。不論你選修哪一種養生術，最好能夠知其然也知其所以然，如此練來方能事半功倍。現在我們就來試著分析下列養生術的保健原理：

壹、運動

美國體育作家詹姆斯・富勒・費克斯於一九七八年寫了一本《跑步全書》大為

暢銷，在全美掀起了慢跑旋風，因而被稱為「慢跑之神」，到處有人請他講演跑步之術。不料在幾年後，他在跑步時昏厥，心臟病突發而亡，讓全世界的慢跑愛好者心中產生一個問號。類似費克斯這樣在運動中猝死的例子時有所聞，其中不乏運動名將。根據調查，運動員發生猝死的機率，每年一百萬人之中將近五人，如果加上一般民眾計算，美國每年約有七~八萬人死於運動。此外，有些專業運動員在步入中年以後，體能的衰退反而比一般人快速，這是什麼原因呢？

中國武術家有一句老話：「練拳不練功，到老一場空。」這句話的關鍵就在「到老」兩個字，為什麼在年輕時沒問題，到老就變成一場空呢？運動如同練武一樣，我們在活動筋骨皮肉時都在使用能量、消耗能量。年輕時身體補充能量的速度較快，可以適時調整氣的失衡，但是到老之後，細胞功能開始退化，經絡氣脈逐漸阻塞，透支的能量難以回補，反而導至健康惡化。

美國貝勒醫學院（Baylor College of Medicine）的分子免疫學專家封莉莉（Lili Feng）教授說：「人體細胞在一生中的分裂次數有限，運動員為了保持高度的競技水準，持續強力的鍛鍊，致使身體的細胞存活時間縮短，體內的細胞很快的被新細胞更換。」但這種運動方式造成體能透支，是需要付出代價的：他們的免疫力因新陳代謝過高而降低，生命也因此縮短。運動員在最佳狀況下猝死，說明了運動員不見得比較健康，過度強化訓練可能加速身體的衰老。

封教授在《運動與氣功的比較》這篇文章中說：「東方的氣功修練講求的是緩

慢、圓融，練習氣功時，細胞分裂的次數減少，細胞壽命延長，甚至可達一般人的數倍。而且練氣功的人抗愛滋病毒的 R309 增加了十倍；抗微生物的一種基因也比常人增加了八、九倍，而且抗衰老的激素也有增加。」

《素問．百病始生篇》云：「勞則氣耗。」運動過度會耗氣傷身，所以運動要量力而為，以免體能透支反而對健康不利。年輕時可以玩激烈的籃球、足球、網球，中年打桌球，上了年紀只好改打高爾夫了。

德國物理學家曾做過一個實驗：給肌肉標本的神經通上強度不同的直流電，發現肌肉產生不同的收縮現象，得知人體的神經系統與心血管系統之間存在著「神經的興奮程度越高，心血管的功能就越低；神經的興奮程度越低，心血管的功能就越高」這樣的一種機制連繫，因為肌肉緊張時，血液流動的情況會變差，而神經的興奮度越高，肌肉就越緊張，當肌肉極度緊張時，血液流動就會完全中斷。

中國武術講究的是「緊中有鬆，鬆中有緊」，肌肉緊張是能量的聚集，肌肉鬆弛是能量的釋放。運動時必須貫勁，貫勁就是全身筋骨皮肉繃緊用力，將氣灌注全身，讓氣到位；但是運動過後，必須放鬆全身肌肉，讓氣血流通。因此，運動最好配合氣功，動靜兼修，主要的目的在透過呼吸吐納補足耗失的能量，靜坐意守丹田一、二十分鐘「納氣歸元」，可以讓身體恢復能量充足的狀態。

日本學者加藤邦彥在他的研究中指出，運動猝死者，不論是否為運動員，其原因必然跟壓力有關。運動員由於過度訓練造成肉體上的壓力，加上競爭求勝的心理

運動與健康的關係

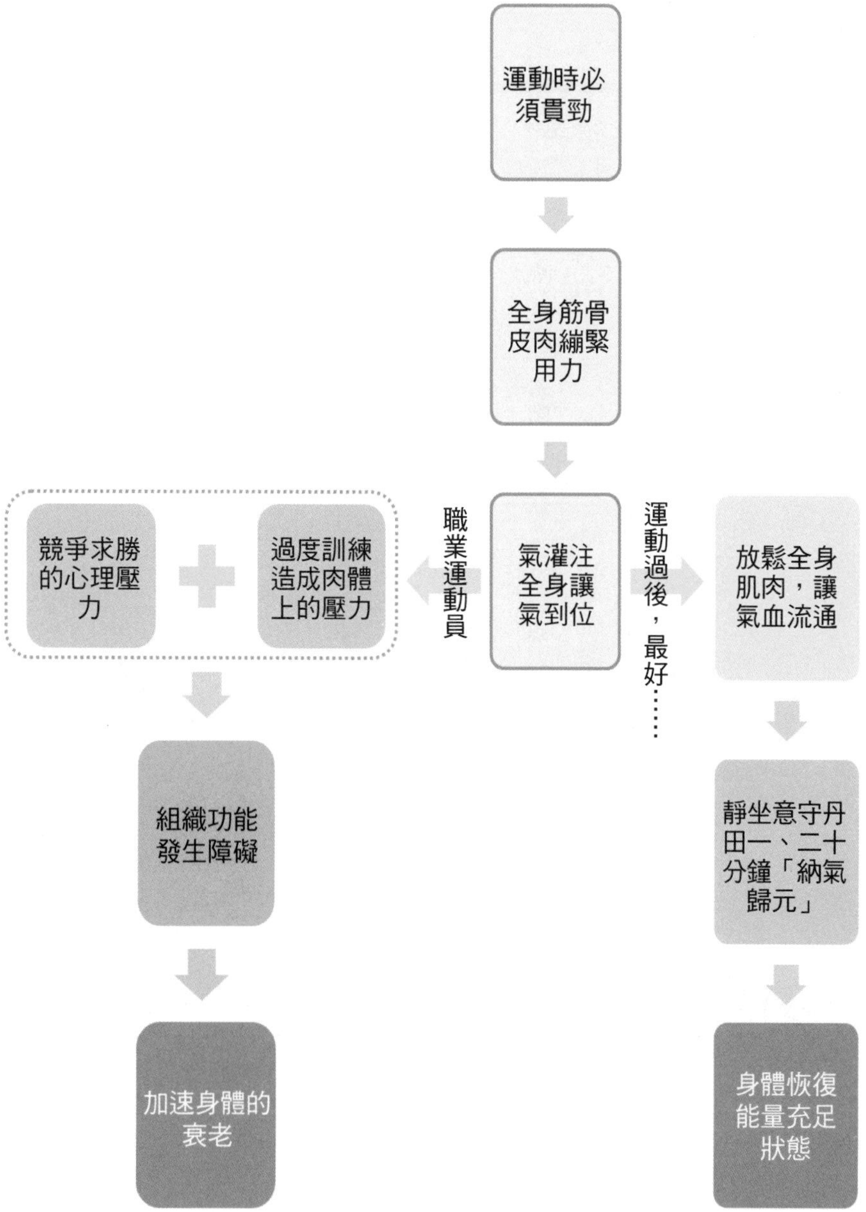
運動時必須貫勁
全身筋骨皮肉繃緊用力
氣灌注全身讓氣到位
職業運動員
競爭求勝的心理壓力
過度訓練造成肉體上的壓力
組織功能發生障礙
加速身體的衰老
運動過後，最好……
放鬆全身肌肉，讓氣血流通
靜坐意守丹田一、二十分鐘「納氣歸元」
身體恢復能量充足狀態

壓力，導致組織功能的障礙，因而容易引發心臟疾病而「猝死」。

醫師建議一般民眾一週最少運動一次，現代人在週休的兩天內應該安排運動時間，而且不能間斷，只要中斷一、兩個禮拜，全身的氣就會減弱而漸覺身體不靈活。很多民眾上健身房，運動有活絡循環、流汗排濁等等諸多好處，如果能兼顧練氣，則健身效果更佳。運動講究有氧，氧是消耗品，人缺氧幾分鐘就要翹辮子；同樣的，氣也是消耗品，也需要經常補充，因此，運動最好能夠「有氧」兼「有氣」。上健身房不要為了減肥、雕塑肌肉而過度運動，反而造成過勞而傷身，健身之後如果覺得身上痠痛，最好當天就在痠痛處抹點藥膏加以按摩，以免筋肉瘀氣、發炎及乳酸累積成為病灶，造成運動傷害。

貳、武術

古人練武，小則可以行走江湖，除暴安良；大則可以拜將統兵，保家衛國。練武跟讀書一樣，都可以一展個人抱負，對國家社會的貢獻也不分軒輊。但自槍礮發明之後，武術就漸漸沒落了，習武的人越來越少，武術眼看就要失傳；直到近代，武術卻出現了生態變化而成為表演藝術，在電影上大放異彩。失之東隅，收之桑榆，如果能夠以功夫養功夫，武術藉著藝術一面走入社會廣聚資源，一面培養專業傳承血脈，倒也是發展武學的一條可行之道。

武術的運用，無非防衛及攻擊，但人的體能終究有限，必須練氣以增加強度及速度。中國人體型雖不如西洋人，但中國功夫之所以高明，其原因即在於中國人懂得將氣功運用於武術，增加了無窮的威力，加上捉拿穴道以及巧妙的招式運用，使中國武術臻於藝術的境界。

談武術，免不了要研究肢體的運用原理。三〇年代因發現維生素C而獲得諾貝爾獎的匈牙利人山特捷爾吉（Albert von Szent-Gyorgyi）對「肌肉如何產生運動」這個現象就非常好奇，花了不少時間研究「力量」是如何形成的？中國人自古就把「力」和「氣」結合在一起，深知有氣才有力的道理。科學家用儀器檢測得知，人們用力時肌肉緊張，這時該部位的皮膚電位立即提升，這就表示氣到的現象。一個體型魁梧、肌肉結實的大力士，為什麼在瀉過幾次肚子之後，變得全身軟綿綿？其原因是精氣大洩，筋骨肌肉也失去了力量；人染重病之後變得非常衰弱，也是氣虛的緣故，非要長期調養才能恢復。

每個人在使用力量的瞬間，都會繃緊小腹，閉著呼吸，它的功用就是在把丹田中的氣貫注到筋骨皮肉來，如果小腹放鬆，就會有「使不上力氣」的感覺。武術因為需要運用肢體攻擊及防禦，必須鍛鍊「內力」增強威力。武術家說：「丹田者，氣力之府也，欲精技擊，必健丹田。」武術家的「內力」來自丹田，他們的丹田必須歷經「氣到丹田→氣滿丹田→氣壯丹田」的步驟加以鍛鍊，使丹田達到「氣充於中，力貫於外」的境界。少林寺僧即可以利用巨木撞擊丹田而毫髮無傷，內力高強的武術家可與敵人大戰三百回合毫不疲累，即因丹田氣供應源源不絕。

有位網友問我，說他練拳練了十幾年，也沒練出什麼勁道，原因何在？其中要訣在於動靜之分，因為任脈主靜，其功能在吸納能量；而督脈主動，其功能在運用能量。練武如果不會使用督脈，當然發不出勁道，而且他練的不是「武術氣功」，所以很難練出威力。

練武的標準程課是三年功架兩年拳，外加兵器、對打，短則四年長則六年，再接下來才開始練氣功，逐漸進入內外兼修的高級階段。武術氣功的修練過程極為辛苦，需要很堅強的毅力才能持續。武術氣功的重點在「布氣」，與人過招，免不了挨幾下拳頭，所以練武要先學挨打，要挨得起打，就要往身上布氣，丹田氣練壯了以後，將氣運到身上來，利用各種練武工具拍打身體，因為氣會往拍打的地方集中，經過長期的拍打鍛鍊之後，體表的氣就像刷油漆、上保護膜一樣一層一層加上去，筋骨皮肉的強度就會不斷的提升，銅筋鐵骨、鐵布衫的功夫就是這樣練出來的。在氣功表演中，我們經常看到武術家身體不畏重擊，出拳可以碎石斷木，就是氣的作用。

武術家所謂的「內力」，與一般氣功有何不同呢？《樂育堂語錄》：「虎者，猛物也，坎中空陽之氣。此氣純陽，陽者易動，有如虎之難防，此氣最剛，有如虎之難制，惟龍之下降可以伏此虎也。」武術的威力即是陽氣的動能，但是陽難以控制，所以要進行練氣化精、練精化炁的步驟，服氣兼伏炁，使得精、炁合一，用炁來控制精使其安定，精氣就能乖乖聽命。武術家有一句行話：「練成丹田混元氣，走遍天

布氣

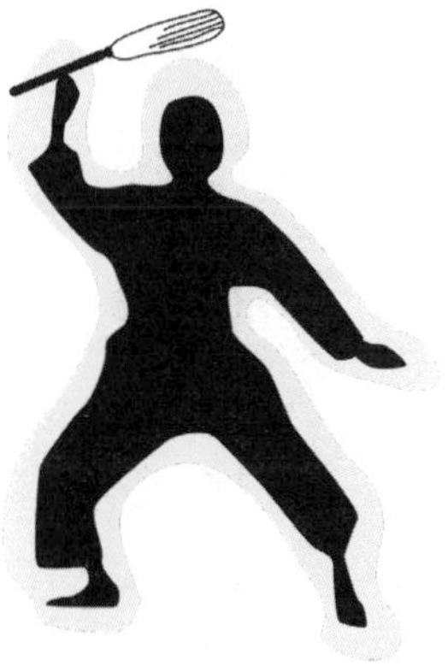

利用各種練武工具拍打身體

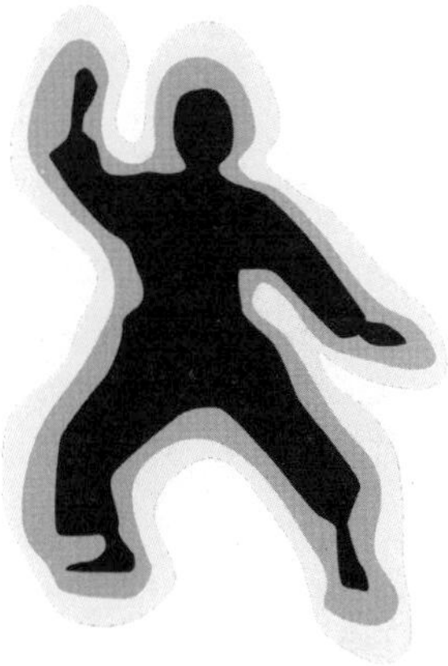

氣會往拍打的地方集中

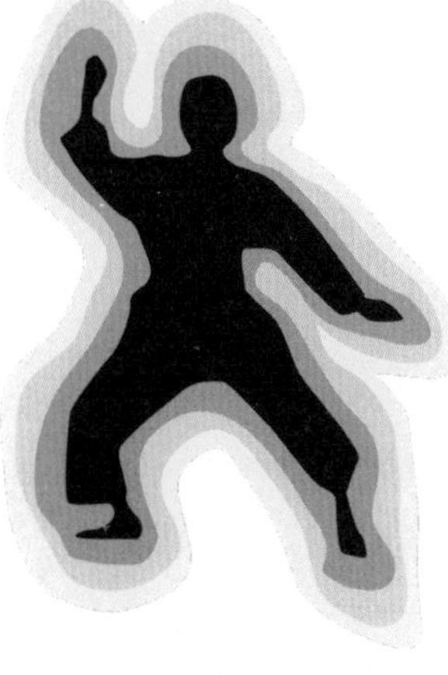

長期的拍打鍛鍊之後，體表的氣就像上保護膜一樣一層一層加上去，筋骨皮肉的強度就會不斷的提升。

下無人敵。」混元氣即是混用精、炁，這是武術氣功的特點。

基本上，武術家的守竅與修道家的守竅方式也不太一樣，修道守竅目的在轉化能量，而練武守竅目的在增強能量。練武運用穴道時必須讓它高速旋轉，達不到一定的轉速時進氣的功能就很差，像汽車的馬達如果轉速不夠就發動不起來一樣。修道守竅只要凝神專注穴道即可，而練武守竅則大都是連同督脈上的對應穴道一起守，所謂「六神統一」、「九九神功」即是多組穴道同時發動的，因此能夠產生沛然莫之能禦的能量。武術氣功以丹田聚氣，以仙骨發氣。仙骨位於督脈的根部，經常鍛鍊仙骨，可以補充脊髓、腦髓的能量，讓神經系統反應極為敏銳、放電速度極為快速。一般人常覺得背後腰部以下的脊椎部位發痠，即是仙骨缺少能量的現象。

科學家實驗發現，人體雖然是一個導體，但其各部位的電阻不同：人體的表皮因為有絕緣的角質層，導電能力很差；導電能力最強的是體液，最差的是脂肪，其他如血液、血管、肌肉、骨骼、內臟也各具不同的導電能力。想

仙骨

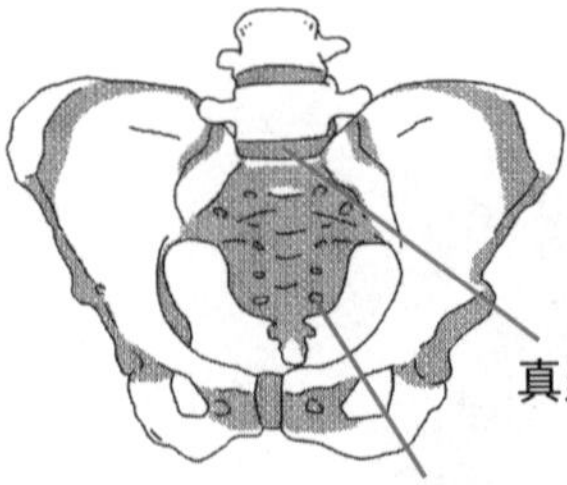

要打通全身經脈，混元氣的功能最佳，因為混元氣的頻譜很寬，可以適用人體各種複雜的電阻，而且它動能豐富，不論是物質性的濁氣或者是能量性的邪氣都可以推動，發揮排濁納清的作用。

一般而言，練功時前面大都有「起手」，後面有「收功」，如同樂曲前面有前奏（prelude），後面有結尾（coda）一樣，收功的作用在納氣歸位、平定心神。關於收功，我把它歸納為兩種：一為「平氣收功」，是動功的結束；一為「歸元收功」，是靜功的結束，茲將動作分別說明如下：

（一）平氣收功：(1)雙腳打開與肩同寬，用鼻吸氣，雙掌掌心向上，自小腹提升至胸前兩旁。(2)用嘴吐氣，雙掌翻掌成為掌心向下，雙掌下壓直到小腹。以上動作重覆做三次之後，收腳，回復立正姿勢。

（二）歸元收功：(1)用鼻吸氣，兩手掌心向上，分別伸直自身體兩側上舉，至頭頂兩掌成為掌心向下，雙掌重疊，左手在下右手在上。(2)用嘴吐氣，雙掌分開沿著頭部兩側往下壓，經過胸部直到小腹。以上動作重覆做三次。

網友問我一個問題：「有些功夫高手很厲害，泰拳

收功的種類

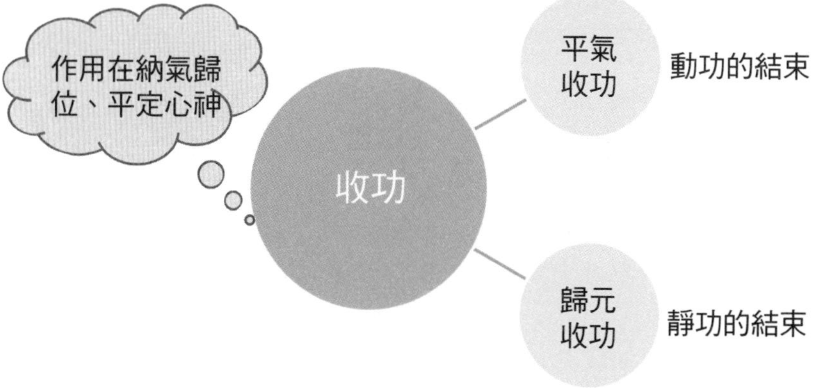

師父打起拳來也是威猛無比，但是他們為什麼活不久？還有一些氣功師為什麼也會因病早夭？」其實，我們要把武術家、養生家之間的角色劃分清楚，武術家不一定是養生家，如果武術家過於勞碌而戮害自己的身體，就不是一個很好的養生家。例如日本岡田式是很有名的氣功家，但他忙著教學生，一天才睡四個鐘頭，也是因過勞而壯年早夭。因此，不是只會練武就可高枕無憂，必須同時注重養生才能長保健康。

參、瑜伽

美國約有一千五百萬人練習瑜伽，四分之三的健身中心設有瑜伽課程；其他各國都市的街角、社區內，也都有各種瑜伽教室林立，有的國家甚至還設有瑜伽學院，將瑜伽當做一門科學來研究。書店裡的書架上，各種介紹瑜伽的書經常在暢銷排行榜上。據估計，曾經想要學習瑜伽的人可能占了八成以上，是最為龐大的養生族群，瑜伽甚至成為部分臨床醫師的健康處方。

瑜伽的好處包括：強化肌力、塑身減肥、消除宿疾、調整內分泌等等。史丹福大學做過研究發現，瑜伽的伸展訓練能強化肌肉、骨骼，有助預防骨質疏鬆症、預防膝蓋老化、減輕背痛，甚至可做為復健的輔助治療。《瑜伽經》說：「瑜伽平復心靈的漣漪。」瑜伽甚而對某些疼痛具有療效，尤其能夠緩和情緒，是很好的抗壓運動。現代人工作忙碌，生活緊張，許多人因而藉著練習瑜伽消除疲勞、放鬆身心。

中國歷代養生家針對治病部位的不同，也曾設計了各式各樣的練功姿勢，例如唐代道士司馬承禎《修真精義雜論》一書介紹導引法十六式，其動作就很近似現代的瑜伽體位法。最先把瑜伽引進歐洲的，是曾在印度研修醫學的白人醫師艾斯迪安（S. Yesdian），瑜伽進入西方世界之後，逐漸脫離古典的形式，朝向與科學理論結合，衍生出蔓延全世界的現代瑜伽，其授課內容可以稱之為「健康瑜伽」。在古印度，瑜伽本來是一種修行，長年意守丹田能夠練成胎息，道行高的瑜伽行者還能靜坐升空，《瑜伽真性奧義書》：「瑜伽師雖作蓮花式而坐，亦能在地面移行，更增進修習，遂能離地騰起。」類似中國歷代真人

瑜伽經八部功法

一、戒律(Yama)	自我約束	
二、精進(Niyama)	自我要求	
三、調身(Asana)	練習瑜珈姿勢	
四、調息(Pranayama)	練習呼吸法	呼吸控制法
五、攝心(Pratyahara)	開始產生覺知	
六、凝神(Dharana)	專注於內在	心靈集中術
七、入定(Dhyana)	內在清靜	禪定
八、三摩地(Samadhi)	身心靈合一	

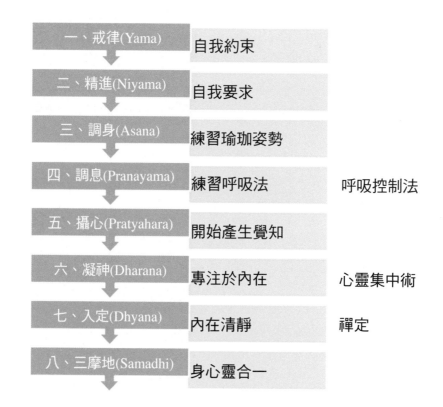

「御風而行」的記載，此種瑜伽可稱為「修行瑜伽」。

兩千多年前印度瑜伽祖師帕達尼里（Patanili）將瑜伽系統化，寫成《瑜伽經》一書，提出瑜伽修持之八個階段，即所謂的瑜伽八部功法。這瑜伽八部功法包含身體、心理、心靈的整體修練，其中的第四功法是呼吸控制法，帕達尼里認為可以利用呼吸從空氣中吸收宇宙的能量〈Prana〉，意指「萬物的原始能量」，與道家的理論並無不同，可見修練的能量都源自呼吸。第六個功法是心靈集中術，將心靈集中在身體特定的部位如丹田、鼻尖、眉心等，念而無念以達靜心止念。第七個功法是禪定，讓意識寂靜靈明而入定，達到無念、無想、無心的狀態而進入虛空境界。這些功法其實都與道家練氣要領差不多。十七世紀印度孔荼里尼瑜伽也有「氣脈學說」的記載，西元十世紀發展成立的哈塔瑜伽（Hatha-Yoga）一派即特別注重呼吸的練習。可見瑜伽同樣將呼吸、守竅視為修行的要領。

瑜伽學理主張人體是由以太、氣、火、水、土五大元素所組合成的，與佛家的學說相近。瑜伽並認為身體能量由七個丹輪（chakra）所支配，左右內分泌的平衡與否，直接影響人的身心健康。最上方的二個丹輪主導純靈性的功能，而較低的三個丹輪則幾乎完全傳輸身體的功能，中間的二個丹輪則是執行心智和心智趨向靈性的活動。《鍾呂傳道集》也說：「丹田有三，上田神舍，中田炁府，下田精區。」道家的理論也認為身體下方的穴道趨近低層能量，身體上方的穴道趨近高層能量。

瑜伽學說並指出，於中脈兩邊的是二級氣脈，即右脈和左脈，利用呼吸技巧，

身體能量由七個丹輪所支配

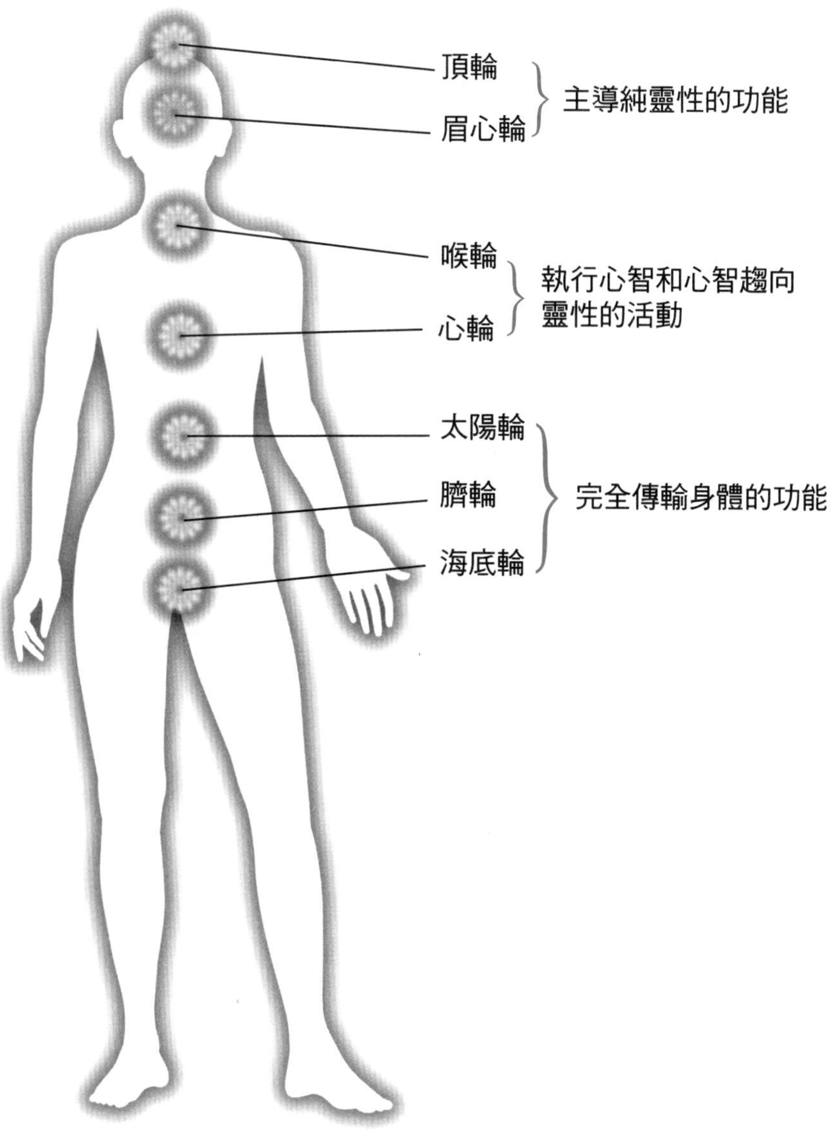

例如鼻孔交互呼吸，能夠幫助刺激左脈和右脈的活動，保持等量、平衡的能量在身體的兩邊流動。這是一種很實用的養生功法，道家也認為，左脈清氣上升，右脈濁氣下降，這是身體納清排濁的路徑，可以促進氣的新陳代謝。

澳大利亞新南韋爾斯（New South Wales）傷害危險研究中心曾經列出一個運動傷害名單，指出傷害機率最大的運動，釣魚居首，瑜伽其次。釣魚的危險在於被海浪捲走，而瑜伽是因為四分之一練習瑜伽的人都曾受過傷，即使是瑜伽老師也有同樣的困擾。醫院收治許多練習瑜伽受傷的患者，大多數都是肌腱韌帶受傷。

現代的瑜伽教學將瑜伽分成三個部分：吐納法、體位法、靜坐法，體位法的伸展作用類似中國的拉筋，易筋經

瑜伽的體位法類似中國的拉筋

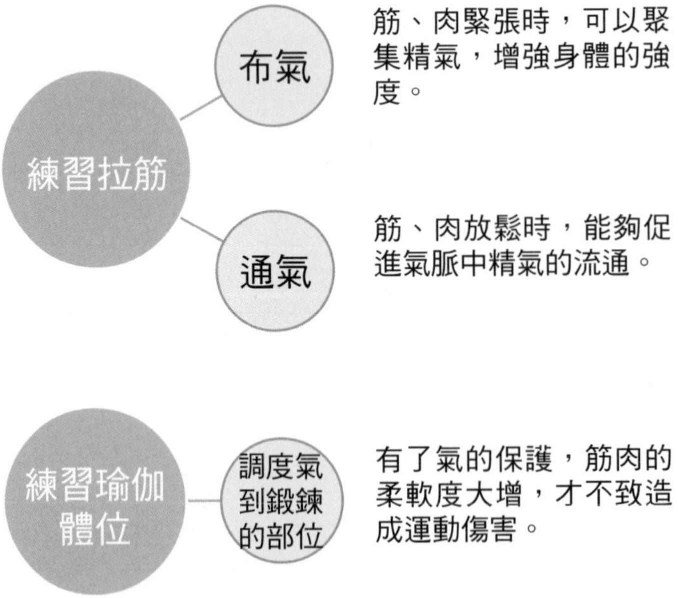

練習拉筋
布氣
筋、肉緊張時，可以聚集精氣，增強身體的強度。
通氣
筋、肉放鬆時，能夠促進氣脈中精氣的流通。
練習瑜伽體位
調度氣到鍛鍊的部位
有了氣的保護，筋肉的柔軟度大增，才不致造成運動傷害。

云：「筋長一寸，命長一分。」拉筋有兩個作用，一是「布氣」：筋、肉緊張時，可以聚集精氣，增強身體的強度。二是「通氣」：筋、肉放鬆時，能夠促進氣脈中精氣的流通。練習瑜伽體位時，必須調度氣到鍛鍊的部位，有了氣的保護，筋肉的柔軟度大增，才不致造成運動傷害。我們可以將瑜伽視為一種「靜態導引術」，其重點在於練氣通脈、強化筋骨，其能量同樣來自呼吸，易言之，練習瑜伽同樣必須注重呼吸吐納，並由丹田供應能量。

道藏《神仙食炁金櫃妙錄》說：「凡行氣之道，其法當在密室。」《周易參同契發揮》也說：「心動則神散。」神散則氣散，和練氣一樣，練瑜伽時也必須安靜，不宜遭受外界的干擾。「瑜伽」一詞源於和印度語「YUJ」，意思是「栓住馬」，亦即比喻像栓馬的動作一樣，對我們的心與呼吸加以控制，不得放任疏忽，所以練習瑜伽時必須精神統一。印度的瑜伽修行聖地在恆河的發源地，即標高三千二百公尺的剛哥渡里山，最主要的原因也是取其遠離塵囂，清靜無擾。

肆、靜坐

美國於二十世紀八十年代掀起靜坐熱潮，靜坐教室有如雨後春筍紛紛設立，據《時代雜誌》報導，全美習靜坐人數超過千萬人，其中至少約有一萬名以上是執業醫生，愈來愈多醫院亦以靜坐為輔助療法。靜坐甚至被廣泛應用在生活上：美國愛荷華馬荷許大學校區，包括中學、小學，每天固定兩次靜坐，使得校園暴力大幅降低；美國通用（GM）公司免費提供員工六週的靜坐訓練之後，生產力大增；靠近北美的一座監獄，犯人經長期靜坐訓練後，再犯率因而下降。愈來愈多旅遊景點也改裝成靜坐中心，觀光客趨之若鶩。世界各國民眾對靜坐的接受度都很高，靜坐中心設遍大街小巷。

靜坐為何有益身心健康？許多大型的研究計畫自一九七〇年代以來陸續展開，甚至美國國家衛生研究院（NH）都撥款贊助學術和醫療機構來研究靜坐。有愈來愈多的科學證據顯示，靜坐具有明顯的自癒能力，靜坐在疾病治療與預防上的地位，已經逐漸被主流醫學肯定，人們學習靜坐的動機也從早期追求壓力放鬆，轉為預防、延緩或控制高血壓、心臟病、偏頭痛、慢性疼痛甚至癌症等生理疾病，甚至包含憂鬱症、躁鬱症治療等層面的心理疾病。靜坐的研究累積至一九九八年左右，靜坐的功效得到一個統合性推論，就是靜坐有助於延緩衰老（anti-aging）。

靜坐不但能增進健康，而且可啟發智慧。《大學》：「知止而後能定，定而後能靜，靜而後能安，安而後能慮，慮而後能得。」只要安靜的坐著，常會悟通許多道理，蘇格拉底經常到河邊靜坐冥想；基督於接受約翰洗禮之後，曾於寬廣原野中，歷經四十日的默想；穆罕默德也曾進入席拉洞中靜坐。英國文學家卡萊爾（Carlyle）就說過：「蜜蜂不在黑暗中釀不出蜂蜜；大腦不在沉默中生不出思維。」靜坐冥想能產生智慧，靜坐蘊涵很高深的道理。

佛典說：「若人靜坐一須臾，勝造恆沙七寶塔。」道家也說：「長生無妙藥，祇在一靜中。」靜坐功效很大，靜坐沒有時代性，也沒有地域性，更不分宗教種族、貧富貴賤，又不須器材花費，的確是人類提升生命境界的最佳途徑。現代人靜坐的動機除了放鬆壓力，還寄望它能預防、延緩或控制一些慢性病，如高血壓、心臟病、偏頭痛、慢性疼痛甚至癌症等。《莊子．外物篇》就說過：「靜然可以補病。」莊子早在幾千年前就發現，身心安靜能引發自療機制。

古真云：「靜極陽生。」科學家也發現，靜坐時腦部會產生大量低頻，促進腦部自我調整功能。赫伯．班森（Herbert Benson）在《鬆靜反應》一書中說：「靜坐能影響腦部活動，尤其大腦邊緣神經系統，新陳代謝、血壓、呼吸和心跳速率也隨之放慢。」人們遭逢巨大壓力時，由於氣血紊亂，致使免疫力降低；靜坐

靜坐的好處

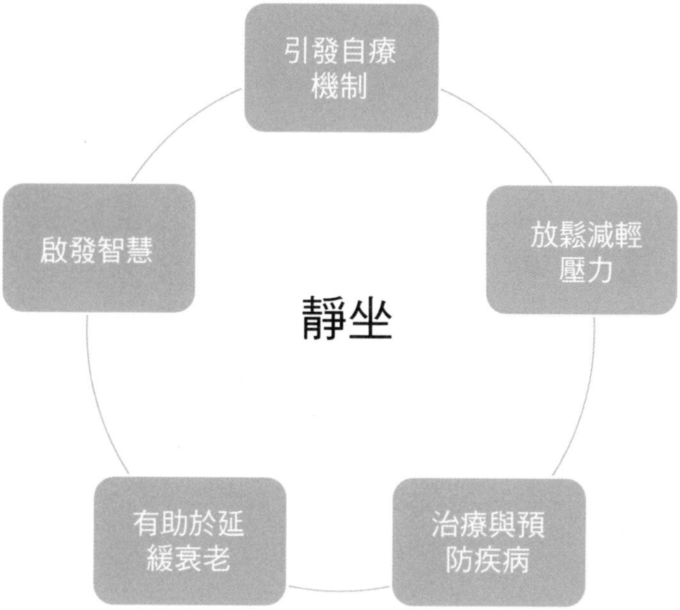

能使身心放鬆，改變腦波，腦細胞也開始分泌腦內啡、血清素等物質，使身體恢復自我調整的功能。現代社會流行的是「鬆靜式靜坐」，屬於道家所言的「清淨功」、「澄清功」，目的在放鬆身心，增進健康，與修道時改變能量及意識的功法略有不同。

美國麻州大學醫學中心減壓診所創立者瓊卡巴金（Jon Kabat-Zinn）博士認為：「靜坐練習不是技巧，而是一種生活方式。」靜坐不重技巧，這是針對鬆靜靜坐的「無法之法」而言，但是修道靜坐過程變化萬千，必須獲得正確的心法才能順利修練，心法就是技巧，其中奧祕足以讓人畢生追求。《重陽立教十五論》：「凡打坐者，非言形體端然，瞑目合眼，此是假坐也。」靜坐也分真坐與假坐，道家認為，沒有「練氣養神」就不是真打坐，真打坐就是要提升自身的能量及意識。

雖云：「久坐必有禪。」但是靜坐修性不修命會產生「獨坐孤修氣轉枯」的現象，坐久了氣不增反減，使得健康越來越差。前文談過，必須動靜兼修才能保持健康，如果「只靜不動」，日久必生疾病。我有位朋友精於脊椎矯正之術，他的診所常有僧尼、喇嘛前來求診，症狀皆因久坐腰背疼痛難忍。

有位網友問：「靜坐的時候，背部放鬆的話，身體就會一直彎曲，頭會一直垂下去，如果一直保持正直的話，腰背的肌肉又會逐漸僵硬，怎麼辦？」背氣不通，久坐會腰痠背痛。我在此提供一個鍛鍊背氣的方法：吸一口氣到丹田，閉氣，將背部繃緊，用竹掃把（竹師父）拍打，或請別人用手掌拍打。背氣一通，腰背就不再痠痛了。

幾千年來，除了佛家、道家之外，歷朝文人雅士學習靜坐的風氣也都很盛，例如先秦思孟學派本有養氣功夫，後來失傳了，故韓愈有「軻之死，不得其傳焉」之嘆。歷代先賢如司馬承禎、朱熹、王陽明、劉宗周、羅洪先、高攀龍，直至近代的曾國藩、梁啟超，都是很熱衷靜坐的學者，宋代理學家更提倡半日打坐，半日讀書，蘇東坡、白居易、陸放翁等人也都熱衷於練習氣功。中國文人的靜坐，大都採用莊子的「心齋」，又稱為「聽息法」，功法重點在於收視返聽、排除雜念。

即使是簡易的鬆靜靜坐，也有一些應該注意的事項，《張三豐・道言淺近說》：「凝神者，收已清之心而入其內也。心未清時，眼勿亂閉。」採用放鬆式的靜坐，尚未達到心無雜念的境界之前，靜坐中最好不要閉目，以免容易進入幻境。此外，丹宗南派之祖張伯端在《青華祕文》一書中說：「心求靜，必先制眼。」他認為神遊於眼而役於心，眼神外放則能量外馳，所以要制眼使神歸心；《性命法訣明指》也說：「太閉則神氣昏暗，過開則神光外馳。」明朝胡文煥《養生導引祕籍》訣曰：「喜怒傷神目不明，垂簾塞兌養元精。」總之，初期的靜坐應採垂簾塞兌，垂簾即是眼

拍打用竹掃把

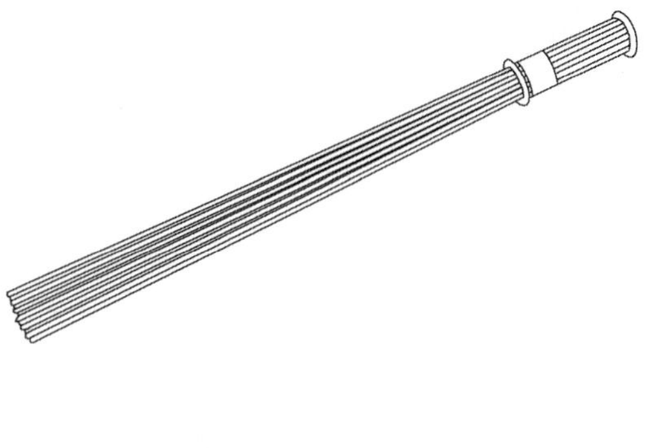

睛半開半閉，塞兌即是閉口不言。

但是垂簾也要懂訣竅，元朝肖廷芝《金丹大成集》說：「何謂簾幃？答曰：眼是也，下功之際，含眼光。」垂簾要「含眼光」，不是將眼皮垂下就好，必須兩眼由外向內將光的能量收攝進來，然後將眼皮緩緩下垂，這才叫做「制眼歸心」，因為雙目為元神所遊之宅，五臟精華皆發於目，所以靜坐要將眼神回收，以降服思慮，清心入靜；丘處機更認為人的精氣神皆在目，他說：「人自兩目外皆死物也。」所以修練必須「回光」，此乃了脫生死之機。

《張三豐大道指要》教人垂簾的訣竅是：「以眼視鼻，以鼻視臍。」如果守的是二目之中心，則謂之「安神祖竅」，此為練神之處。此外，初學者在家自修靜坐時也最好不要將心放空，以免接觸到不好的靈氣，發生不必要的麻煩。如果打坐時出現幻境，《性命法訣明指》教人「舌頂上顎，意念歸中」，則幻境自除。

鬆靜式靜坐不宜「意領氣行」，如果催動心電行走任督兩脈，叫做「拉空車」，日久必得背瘦腹脹眼翳之疾。道家所說的「後三關」，指的是尾閭、夾脊及玉枕，這三個穴道是人體設計的自衛系統，目的在防止火氣循背上行而傷及腦部。夾脊又名轆轤關，所謂「夾脊如輪」，夾脊的構造類似電風扇的葉片，受到火氣的衝撞會轉動阻擋氣的經過，令人背部脹痛難當；玉枕又名「鐵壁」，也是很難過的一關，火氣在此也很容易遇到阻塞。

蒲輔周是近代著名的中醫學家，他經由靜坐獲得了極好的健身效果，他說：「長期意守丹田，真正入靜，就能做到由弱轉強，達到任何藥物不能達到的治療作用。」要提升身體的免疫功能，讓體質由弱轉強，靜坐練氣是最佳途徑。

有一回，弟子問丘處機，一天打坐的時間應該多久？丘處機回答：最少一個半時辰。一個半時辰即是三個鐘頭，因為能量是隨著入靜時間累積上升的，時間不夠，能量即無法提升到達標準。現代人很忙，就算不能坐足三個鐘頭，打個對折，最少也要一個半鐘頭以上比較適當。日本的修道家高藤聰一郎曾做過實驗，觀察靜坐的時間如果沒有超過四十分鐘以上，根本不能產生效果，但是鬆靜式靜坐不在此限，坐個十分鐘、二十分鐘亦可。

此外，打坐不必太拘泥於姿勢，只要身體端正，頸、背打直，氣路通暢即可，《性命圭旨．坐禪圖》：「坐不必趺跏，

督脈的「後三關」

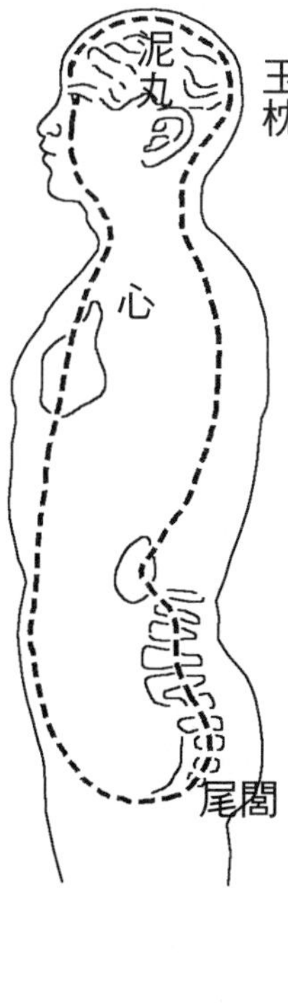

當如常坐。」袁了凡在《靜坐要訣》中亦說：「凡靜坐，不拘全跏半跏隨便而坐，平直其身，縱任其體。」靜坐的重點在於氣的運行，單盤、雙盤、散盤皆無不可。

伍、導引

中國古代江河經常泛濫，生活環境潮濕惡劣，加上工作勞苦，致使人民大都患有關節不利的疾病，所以先賢「制舞以利導之」，也就是《莊子》所說的「吐故納新，熊經鳥伸」。先賢以鳥獸的動作配合呼吸，教民眾習練用以養生，這就是導引術的來源。東漢．葛洪《抱朴子》：「或伸屈，或俯仰，或行臥，或倚立，或躑躅，或徐步，或吟，或息，皆導引也。」葛洪所指的導引涵義很廣，凡肢體的任何動作幾乎都包括在內，就連散步也算；唐．慧琳《一切經音義》也說：「凡人自摩自捏，伸縮手足，除勞去煩，名為導引。」此話更是無限上綱，把按摩、伸懶腰也列入導引術的範圍。

談到養生術，首推彭祖，《太清導引養生經》這部書就是在記錄彭祖的導引術。傳說彭祖活了八百多歲，養生的本事樣樣精通，莊子、荀子都曾鼓勵人們向彭祖學習氣功。彭祖還很講究營養，他善於烹調，曾經親手做雞湯給堯帝品嘗。中國歷朝都有人研究導引功法，導引術在明朝時期集大成，出現的專論包括周履靖《赤鳳髓》、羅洪先《衛生真訣》、曹元白《保生祕要》等書，這些練功書的特點是：每個動作都要「運氣」若干口，依病況需要配上的口數不等。古人認為，導引動作必須加上呼吸吐納，才能產生顯著的治病養生效果。

漢代名醫張仲景在《金匱要略》一書中說：「四肢才覺重滯，即導引吐納，勿令九竅閉塞。」覺得身體笨重不靈就表示氣衰瘀滯，這時就要導引吐納行氣通竅。但是，導引與運動、體操究竟有什麼不同呢？導引術應該解釋為「利用肢體動作導引氣血流動的方法」，換句話說，導引以行氣為主要目的，利用肢體動作疏導氣血流動以保循環順利。

隋朝名醫巢元方開創了辨病施術的先河，主張不同的病症採用不同的導引術治療，他在《諸病源候論》一書中說：「令此身囊之中滿其氣，引之者，引此舊身中惡邪伏氣隨引而出，故名導引。」巢醫師認為導引的要領是要利用呼吸將身體充氣，然後意領氣行，將身體裡的髒氣、邪氣排出體外，因為潔淨的身體即是健康的根本。

唐代大儒司馬承禎更寫了一篇《導引論》，有系統的介紹了導引的練法，他提供的動作更加優

導引

目的	行氣	以保循環順利
釋義	利用肢體動作導引精氣流動的方法	
要領	利用呼吸將身體充氣	意領氣行，將身體裡的髒氣邪氣排出體外。

潔淨的身體即是健康的根本

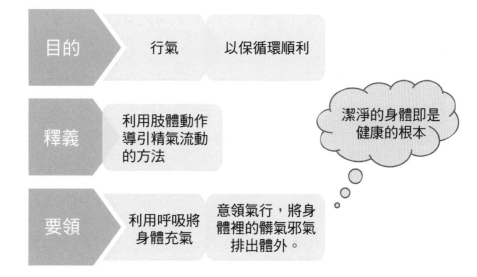

美連貫，媲美現代瑜伽。此外，初唐道士成玄英在註《莊子．刻意》時將導引解釋為：「導引神氣以養形魄，延年之道，駐形之術。」這段話又將導引的功能進一步提升，導引可利用氣的能量強壯體魄，使我們容貌年輕、健康長壽。

現代氣功教室所傳授的招式五花八門，基本上可以一律列入導引術的領域。導引術的精髓在於動作加調息，如果只有肢體動作，不配合呼吸吐納，效果必然大打折扣。練習導引時所配合的呼吸吐納，基本上是上一個動作吸氣，下一個動作呼氣，呼吸的速度應比平常緩慢，最重要的是必須心無二念，心神都要內觀身體裡面，才能產生行氣、練氣的效果。

太極拳是內家拳，其拳理重於內氣運行與柔軟動作的融合，不但是一項身心放鬆的運動，而且可以改變生活型態，公認是中老年人最佳的運動項目。醫學實驗證明，太極拳運動對於身體健康有直接助益，包括加強心臟功能、降低高血壓、預防中風、減緩老化速度等。最近數十年來，許多歐美科學家紛紛對太極拳進行研究，證實太極拳對於身體及心理的健康有益，例如二〇〇三年九月的《身心醫學雜誌》（*Psychosomatic Medicine*）發表了一份美國的研究，受試者在練習太極拳一週之後，免疫細胞平均增加五成。西方國家視太極拳是運動、放鬆及靜修（meditation）三合一的一種形式，晚清太極拳大師武禹襄《十三勢行功心解》：「能呼吸，然後能靈活。」太極拳必須善用呼吸讓身體充滿能量，「以心行氣，以氣運身」，行拳方能運轉如意，鬆通無礙。

宇宙充滿了各種頻率的「震波」，練氣的人可以切換腦波，以自身的頻率與天地的震波共振，可以啟動「自發功」。一般而言，任脈主靜，不易產生自發功，但是脊椎下端的仙骨是人身的發力中心，當仙骨感應到氣的時候，便很容易發生震動。自發功的原理是利用外界的能量來震盪體內的氣，以達到開脈通氣的效果。但是，練習自發功之前，最好自己早已在體內建立一個能量中心，以自身能量做為動力之源，而且自發功啟動之後，必須保留小部分的意識當家，不可全部放空任其自動。一個人在身體虛弱、心情低落的情況下，尤其不宜練習自發功，因為外界的能量有好有壞，如果練功者本身並無自保之道，應慎防外邪入侵。

除了氣功態及自發功之外，睡功也是導引原理的應用，呂祖詩云：「高枕終南萬慮空，睡仙常臥白雲中；夢魂暗入陰陽竅，呼吸潛施造化功。」我們在睡前練睡功，入眠後身體會

導引原理的應用

導引術

- 導引動作配合呼吸吐納，上一個動作吸氣，下一個動作呼氣，呼吸的速度應比平常慢，最重要的是必須心無二念，心神都要內觀身體裡面，才能產生行氣、練氣的效果。

自發功

- 利用外界的能量來震盪體內的氣，以達到開脈通氣的效果。
- 人在身體虛弱、心情低落的情況下，不宜練習自發功，因為外界的能量有好有壞，如果練功者本身並無自保之道，應慎防外邪入侵。

睡功

- 入眠後身體會與天地能量共振，整晚自動練功，第二天醒來尚可感覺身上震波還在，對於生活忙碌的現代人而言，為了把握時間，睡功實為最理想的練功方式。

與天地能量共振，整晚自動練功，第二天醒來尚可感覺身上震波還在，對於生活忙碌的現代人而言，為了把握時間，睡功實為最理想的練功方式。

陸・按摩

報載台灣民眾每年所消耗的痠痛貼布將近一億四千萬片，很多久站或久坐的上班族群罹患腰痠背痛的症狀，由此可知，全世界其他國家為筋骨痠痛所苦的人也應不少。凡是親友聚會場合，筆者經常要幫人家除痠止痛，有一回，一位親戚訴苦她的脖子不能動，說是「落枕」，當天看了西醫也給中醫推拿過，卻都沒效。我叫她坐好，在她的脖子按摩幾下，再叫她動動看，她驚奇的說：「咦？可以動了。」旁邊一個婦人立刻湊過來，說她年輕時扭傷腳踝，幾十年來經常疼痛，不耐久站，我幫她按摩幾分鐘，腳也不痛了。

按摩的效果好不好，「辨症」很重要，也就是要懂得分析病機病理，手按患處便須得知病因。治療親戚的落枕時，我摸她的脖子發覺發硬，肩膀還隆起一個小饅頭，分明是受了風寒氣血停滯，我將它揉開讓氣血通過就好了；而婦人的腳踝我一按下去，發現肌肉深層有一條微細血管已經硬化，是久年的扭傷所致，我把它揉軟，氣血一通，也就不痛了。除此之外，痠痛之症最常見的是筋膜、肌肉硬化，原因是運動、勞動傷害，或是姿勢不正，形成病灶以致氣血不通，只要打通患處即可不藥而癒。

「通則不痛，痛則不通」，身體痠痛大約有兩個原因：一是風寒瘀積，一是氣血阻塞。《難經》曰：「血得熱則行，得寒則凝。」氣血的活動力與氣溫有關，氣候變冷時，血管、血液遇冷收縮，氣血運行趨緩，許多老年人的循環便發生問題。我們的肩部、頸部容易受到風寒侵襲，因此，不管白天或睡覺，這些部位都要好好保護。工作或運動時常易受傷，如果集結於傷處的氣血沒有消散，或死亡的細菌、細胞、血球堆積，便造成氣瘀、血瘀，醫學上叫做「病態興奮灶」，此即所謂的「運動傷害」。

幾千年前我國已有按摩治病的記載，與《黃帝內經》並存的《黃帝歧伯按摩十卷》即是一部按摩專書，可惜早已亡佚，但《內經．素問》尚有「病生於不仁，治之以按摩醪藥」之句，名醫扁鵲就曾用按摩術治癒虢國太子的尸厥症，華陀也寫了《足心道》介紹按摩腳部治病的方法，東晉葛洪《抱朴子》中也有「自摩」治療頭痛、腹痛的記載。按摩用於醫療始於春秋時代，盛行於隋唐，在隋、唐的太醫院裡都設有按摩博士一職。按摩術於天寶年間傳入日本，日人頗富研究精神，其技術大有精進，日人高野太吉即曾用按摩治癒國父孫中山先生的胃病。

西方國家也很重視按摩的療效，紀元前五世紀，醫學之父希波克拉提斯（Hippocrates）曾描述按摩在治療上的重要性，認為按摩是「健康的齒輪」（wheel of health essentials）；古希臘羅馬時代之競技運動場上，已有一種稱為「運動按摩術」（Athletic Massage）的方法，被普遍地做為賽前提升運動能力及賽後消除疲勞、恢復體力之用。歐美醫學界將按摩歸類於另類療法（alternative therapy），至十九世紀末，按摩已廣泛使用在醫學治療中，目前美國較常見的按摩包括瑞典式按摩、運動按摩、穴道指壓、反射區按摩、羅夫式按摩等。美國邁阿密大學接觸治療中心(Touch Research Institute，TRI）長期研究發現，按摩對氣喘、纖維性肌炎、慢性疲勞症候群、免疫不足症、動脈硬化症、風濕性關節炎、糖尿病、癌症、高血壓、脊椎傷害等多種疾病皆有療效。

中醫所謂的「按摩八法」，包括按、摩、推、拿、揉、捏、顫、打，施術者可以根據不同的部位及病況選用不同的按摩手法。一般而言，新傷不宜按摩，因為不知是否有骨裂、骨折現象，最好請患者先到醫院照X光檢查，而且新傷仍然處血腫、氣腫的狀態，不宜施加外力。此外，患有牛皮癬、皮炎、血友病、糖尿病、血小板減少症等特異性體質或體內有金屬固定的病人，皆不宜進行按摩。

用按摩治療各項疾病時，大都必須找尋相關的經脈、穴道施予點穴或指壓，也有人參考針灸原理講究配穴，但一般人可用一種直攻「痛點」的方法，叫做「阿是穴」療法，因為痛點往往就是病灶。全世界的頭痛人口很多，醫生也束手無策，有一些同病相憐的患者還組成「頭痛俱樂部」。人的頭骨共分為八塊，頭骨交界的凹陷處常會累積風寒或靜電，我們可以利用阿是穴的原理，找尋痛點一一加以按摩，每天施以按摩三、五分鐘，幾天之後頭痛的情形大都可以改善。此外，耳朵分布的穴道最密集了，而且這些穴道都通往全身，因而有所謂的「耳朵全息論」，只要按摩耳朵，即相當於全身的運動。

民國七〇年代，台大醫院耳鼻喉科教授林宗洲五十幾歲死於鼻咽癌；肝癌研究權威林文士死於肝癌；泌尿科教授謝有福死於腎臟癌；此外，日本癌症協會理事長也死於癌症。醫師常死於自己執業的相關病症，而且醫生的壽命平均比一般人要少十年，醫學界迄今仍覺是個謎。醫生因為長期接觸病人，常會感應患者的病氣，常為人按摩的人也會遇到同樣的狀況。

十二世紀的科學家包瑞克（Boirgc）和里標爾特（Liebeault）即發現人體有類似「流體」的能量，它在一定的距離內可使人與人之間相互作用，在人與人相處的場合，每個人都能對他人產生健康或不健康的作用。醫生最好能夠練習氣功，《抱朴子、至理》說：「多炁者可以入大疫之中，與病人同床而不染。」有精炁防身，接觸病人時比較不會受到感染，如能學會排濁納清功法，即可每天排除沾染在身上的病氣。

中醫的「按摩八法」

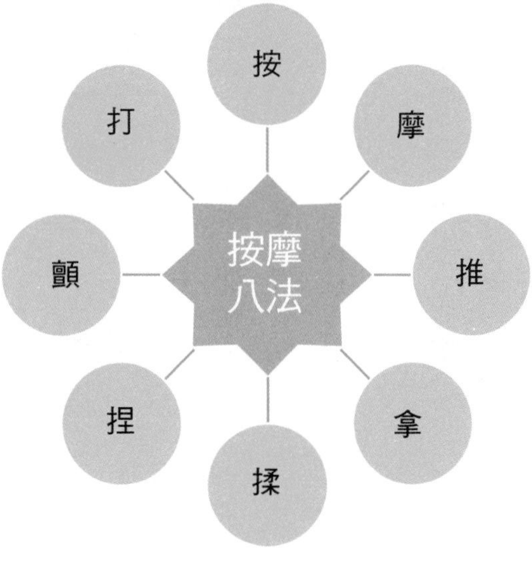

拉筋、拍打亦屬按摩術常用的手法之一，拉筋可以通氣，拍打可以散瘀。《黃帝內經》：「七八肝氣衰，筋不能動。」年紀漸長，常因筋縮、筋硬致使氣血阻塞、肢體不靈，拉筋能夠促進氣血的流通，只要筋鬆氣通，常能去病於無形。拍打古稱「吊傷」，手腳關節之處有經脈經過，長年累月可能有舊傷淤積，加以幾分鐘的拍打，可以拍出瘀痧、血毒，讓陳血排掉換上新血，從而治療因淤堵而造成的各種疾病。現代醫學認為，拍打療法漸進式給予肌腱承受一定的力量，能增加肌肉、肌腱、韌帶的張力和彈力，可以預防和治療肌肉萎縮，從而解除關節疼痛。

東漢張仲景所著之《金匱要略》開宗明義即強調「導引吐納針灸膏摩」，按摩被列為治病四大技術之一，張仲景教人如果出現肌腱炎等紅腫熱痛之炎症，不妨配合消炎止痛的藥膏推拿按摩，即能舒經活血、消炎止痛。我們的雙腳經常會出現筋肉硬緊、氣血滯緩的現象，最好能夠經常利用「膏摩」之法，找到痛點按摩拍打，預防老來雙腳衰軟退化。

總之，練氣養生的目標在「骨正、筋鬆、脈通」，許多人有骨盆歪斜、脊椎彎曲、長短腳等症狀，以致影響氣血的流通而產生各種病痛。我們平常即須保持姿勢端正，運動時更要避免脊椎脫位、筋肉受傷、關節扭傷，並且要隨時注意身體警訊，以免延誤治療時機，致使症狀惡化。

針灸、按摩口訣歌

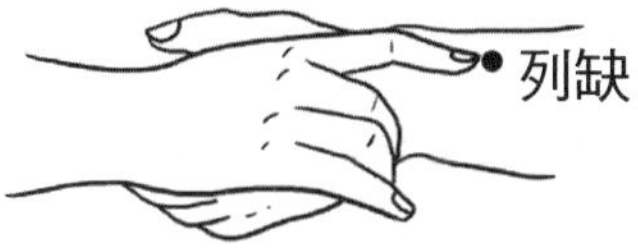

頭項尋列缺

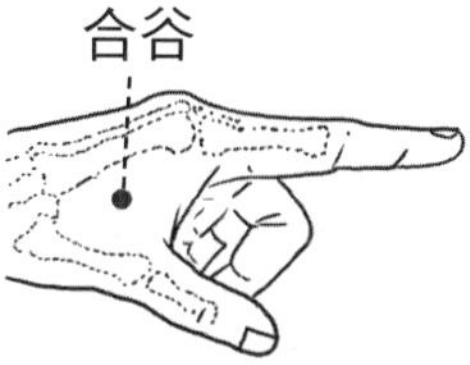

面口合谷收

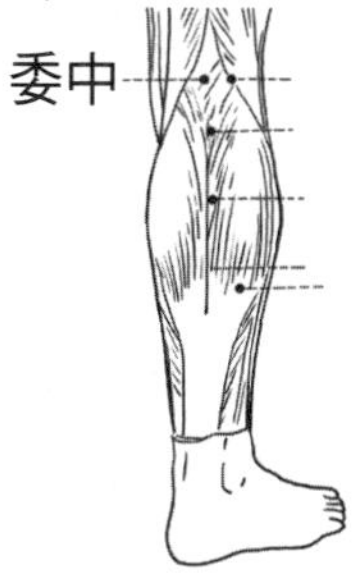

腰背委中求

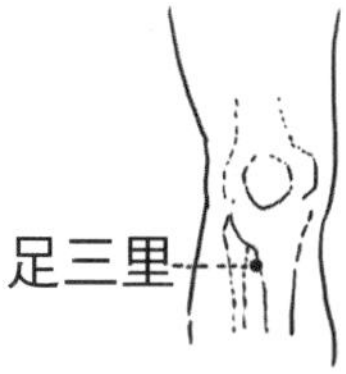

肚腹三里留

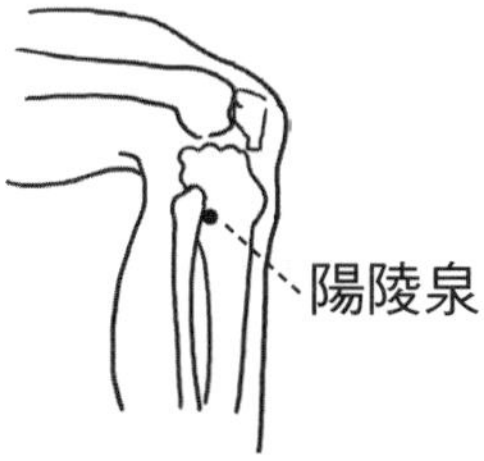

外傷陽陵泉

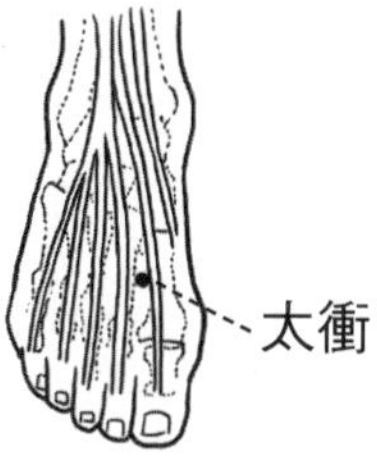

太衝寧肝神

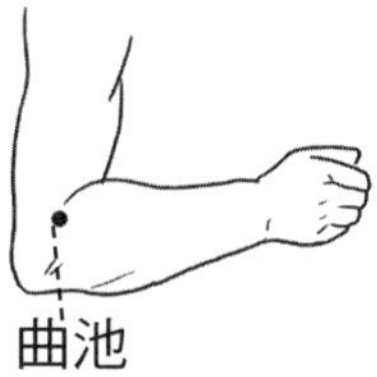

曲池養膚妙

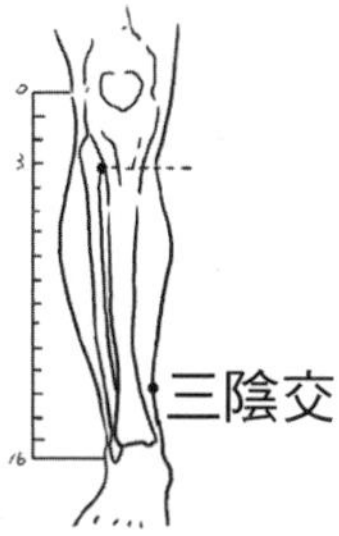

婦科三陰交

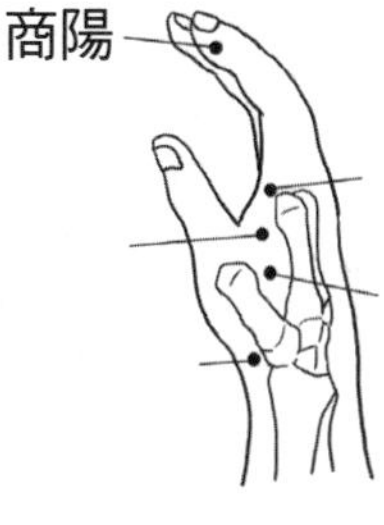

咽痛按商陽

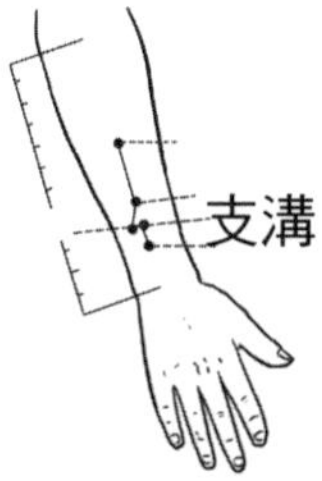

支溝治肋脅

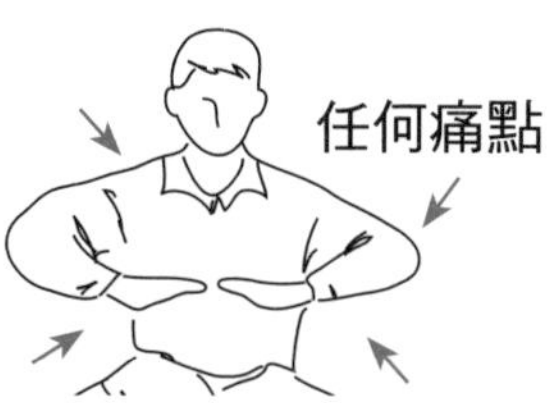

酸痛取阿是

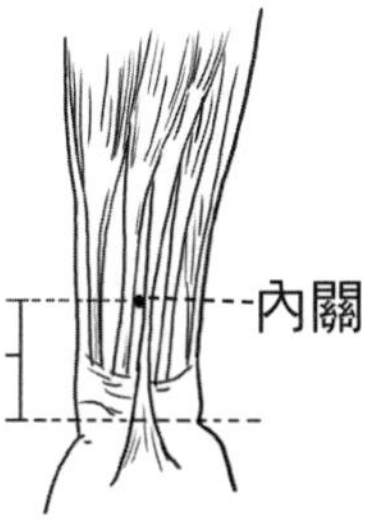

心胸內關謀

29 排濁納清保健康

中國四川老人李青雲生於清康熙十七年，活了二百五十幾歲，他本來長居深山採藥為生，但於民國十八年移居縣城之後，第二年就逝世了；英國農人巴爾於一百五十二歲時蒙國王召見至倫敦住爵士家，竟吃了豐盛的筵席致死。為什麼這些壽星經不起塵囂的摧殘？其原因應該是：久居山林潔淨的身體被城市的髒物給污染了，長保暢通的氣脈突然間被阻塞的緣故。

最注重形體練養的東晉修道家葛洪在《抱朴子》一書中說：「欲得長生，腸中當清；欲得不死，腸中無滓。」他指出若要長生不老必須先將肚腸清乾淨；諾貝爾獎得主俄國生理學家愛黎．美基尼可夫（Elie Metschnikoff）在他的《長生不老論》中也說：「食物在腸內腐化，產生有毒物質，被腸管吸收，循環全身導致衰老。」人會衰老的原因，部分是源於消化道細菌滋生所產生的自體中毒，大多數的人積存大量的宿便在體內，產生毒素危害健康。

科學家追蹤研究發現，現代人的消化速度已經嚴重退化，與以前的人相比，現代人的消化速度只有十分之一，過去的人八～十二小時就能消化完全的食物，現代人則需要八十～一百二十個鐘頭；醫生說，美國人平均每人腸道裡積有二至四公斤沒有消化完全的肉類；除此之外，我們還吃進了許多食品添加物以及抗生素、生長激素等化學物質，累積在體內都會損及健康。早晨空腹喝下一杯溫開水，有助於清除體內毒素，並補充睡眠時身體代謝流失的水分。

明朝李時珍《奇經八脈考》：「陰脈營於五臟，陽脈營於六腑，陰陽相貫，如環無端，莫知其紀，終而復始。」李時珍秉承《黃帝內經》的理論，認為器官的營運都是周而復始的循環，這個道理等同於現代醫學的「新陳代謝」，當器官的「環」之中的任何一點出現阻塞時，疾病便由此而生。所以中醫說：「百病皆因氣逆。」現代能量醫學亦發現，疾病發作之前，器官會因氣阻而出現發炎現象。

醫家認為身體阻塞有血瘀、氣滯、痰阻、寒凝、陽虛五大原因，此外，器官發炎所造成的氣逆，也形同阻塞。因此，除了消化器官應保持暢通之外，下列數種阻塞也會對健康產生很大的影響：

（一）血栓：現代醫學所指的高血壓、高血脂與高血糖三高族群，都是代謝功能不良之故，容易導致血小板黏集、血管壁損傷、血流滯緩及血液高凝狀態而形成血栓。當血栓鬆解斷裂成碎片，進入重要的血管並阻塞血流進入重要核心器官時，就會造成心臟病發作或中風。氣血衰弱時，微細血管的栓塞通常我們不太察覺，但是營養的輸送、垃圾的清除已發生困難。《黃帝內經》說：「人之所有者，血與氣耳。」又說：「百病生於氣。」從這兩句話可以得知，氣血為生命之所繫，醫學家實驗證明，練習氣功能使紅血球由黏連狀態改變為圓潤晶瑩、充滿活力，使血液重獲生機。

金元四大醫家朱丹溪《痛風論》曰：「氣行脈外，血行脈內。」血管的擴張與收縮，其動力來自心臟與血管的諧波共振。心臟收縮噴射血液量每日約一萬公升，在血管內輸送血液將近十公里，工作量極為繁重，許多老人病即肇因於心臟衰弱。練氣能夠提升呼吸的效率，強化心肺功能，讓循環系統順利運轉，此為健康的最大保證。

（二）氣栓：血會變得濃稠污濁，氣也會變得濃稠污濁而產生阻塞問題。我們由空氣中攝取的氧氣及能量能夠推動氣血循環；但是濁氣的作用恰好相反，它會阻礙身體氣血的運行，例如氣泡栓子也是引起中風的原因之一。中醫說：「一屁千服藥。」當體內產生濁氣阻塞時，如何將其排出乃是最為緊急之事。比方說，開過刀的病人須等到放屁之後才能進食；又如老人家背痛的時候，讓子孫敲敲背，打幾個嗝，把濁氣吐出去，背氣暢通人就舒爽。留日的莊淑旂博士認為，腸內的廢氣如果不能很順暢的排出，滯留在腸內會壓迫腸管周邊的神經和血管，醫學臨床上有許多「原因不明」的猝死者，常發現胃部有異常脹氣的現象。除此之外，我們身體還會被一些寒氣、邪氣入侵。上述這些濁氣積存體內阻塞循環，姑且稱之為「氣栓」，是為萬病之源。

此外，因為我們的胸部有肋骨包圍，裡面有心臟、肺臟等器官，不容易運用外力加以運動，所以胸中的髒氣最難排除，以致胸部經脈經常阻塞，想要解決這個問題，最徹底的辦法是打通三焦。清末精通中西醫學的唐宗海在《醫經精義》一書中說：「胸腹之內，通身之膜皆是三焦。」三焦的作用為何呢？《性命圭旨》說：「膈膜在肺下，與脅腹周回相著如幕，以遮濁氣，使不熏蒸上焦。」我們吃下的食物在腸子裡腐化的濁氣，必須經過三焦的過濾，濁氣才不致污染胸腔，《難經》說三焦是「主通行三氣，經歷於五臟六腑」，漢代名醫華佗《中藏經》也說：「三焦通，則內外左右上下皆通也。」三焦氣通，胸腹之間不再阻塞，才能排盡五臟六腑髒氣，令人通體舒泰、健康長壽，此為養生最高境

三焦經

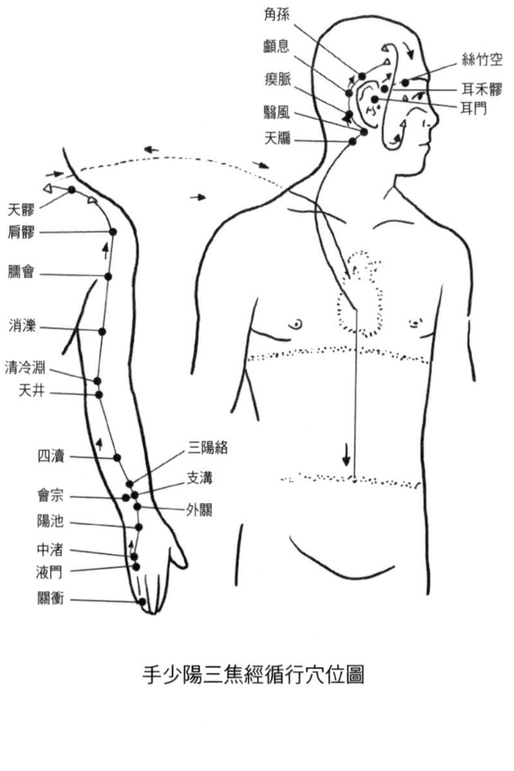

手少陽三焦經循行穴位圖

界。

俗話說：「臭屁不響，響屁不臭。」原因是上焦的廢氣下排時，因為輸送管道距離比較長，它強勁的衝力就會讓肛門發出聲響，但上焦的廢氣並不太臭；大腸的廢氣往外排時，因為距離短，比較不容易發出聲響，那是食物腐敗產生的瓦斯所以奇臭無比。

（三）痰栓：痰在醫學上的定義，是指呼吸道的粘膜所分泌、用來把異物排出體外的黏液，當身體受傷、細菌感染或受到刺激時，局部的結締組織會分泌黏性的多醣體而形成痰，以便將細菌包裹；我們吃進去的糖也會與蛋白質結合成粘多醣蛋白，排泄系統很難將之排出。中醫認為「脾虛濕盛，濕聚成痰」，多吃性寒的食物，造成體內環境溼冷，也會增生各種黏液，李時珍《瀕湖脈學》：「痰生百病食生災。」痰聚成核，會阻礙體液的流動及新陳代謝而成為「痰栓」，以致在體內累積許多毒液、酸水，千寒易去，一濕難除，容易造成慢性病纏身。

「排濁納清」對練氣修道的人而言是一項很重要的工程，最好能做到《呂氏春秋》所說的「精氣日新，邪氣盡去」的地步。每天除了練功、守竅之外，還要利用各種功法排除濁氣，才能長保氣血的暢通，此為養生第一要務。

《素問．陰陽應象大論》云：「陰陽者，血氣之男女也，左右者，陰陽之道路也。」道家將任脈、督脈的循環稱為「子午周天」，將左脈、右脈的循環稱為「卯酉周天」，子午周天的功能在於氣的吸收與發用，而卯酉周天則負責氣的新陳代謝。我們的身體左半邊屬陽，右半邊屬陰，陽主動，所以我們的心臟偏左邊，陰主靜，所以我們的肝臟偏右邊。明．吳崑《醫方考》：「肝位於右而行氣於左。」陽必然朝著陰流動，所以血氣是由左向右循環的，這即是血氣的道路。因為左脈有陽氣、有能量，所以人體的內臟是道地的「左派分子」，因為它們大都偏向左側生長。

右脈主司排毒，其功能在下降濁氣使之外排。因為右脈屬陰主靜，如果身體右邊缺少運動，便容易發生阻塞，而且位置居右的肝、膽經常發炎上火，形成氣逆狀態，使濁氣無法下降，所以平常我們就要多動右邊。左撇子運動的是左邊，右邊太靜，所以根據英國的調查發現，左撇子罹患氣喘、糖尿病的機率偏高，罹患局部或

排濁氣

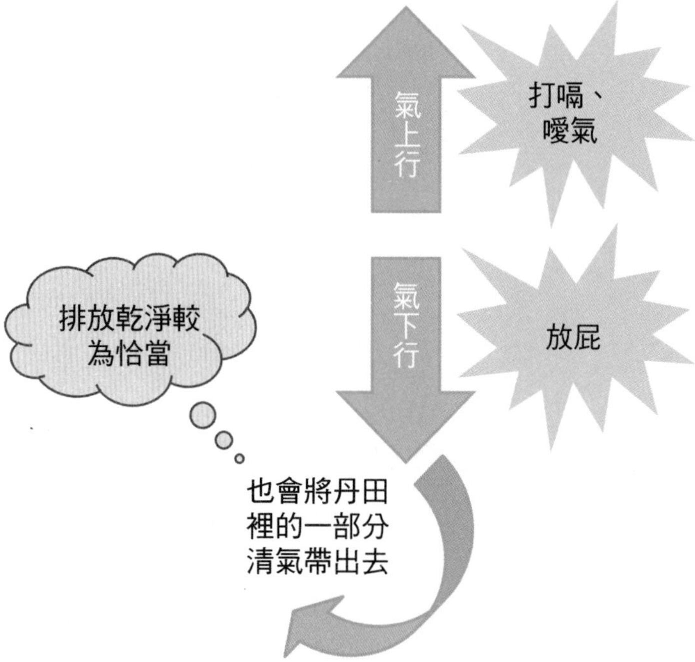

潰爛結腸炎的比例竟高達二十一%。我們練習氣功，如果能練通左右脈，使左脈、右脈納清排濁的循環圈運轉順利，身上的氣日日得以新陳代謝，身體自然清潔無病。

濁氣的成分是什麼呢？物理學家薛丁格（E．Schrodinger）在《生命是什麼？》一書中指出，由於人體熵值的增加，會產生身體內熱以致功能失調，使人體抵抗力下降。醫學界很早就發現老化可能和身體慢性發炎有關，認為器官的局部神經受到強烈刺激時，會影響組織而發生負性營養反應，提供細菌發育的良好環境，以致遭到感染而使組織發生發炎、壞死等現象。練氣可使人體負熵化，排除體內多餘的火氣，其原理即因練氣能夠加強體內氣的循環，達到排濁納清的效果。

濁氣外排，上行為打嗝、噯氣，下行則為放屁。濁氣下行外排時，也會將丹田裡的一部分清氣帶出去，但還是應該將它排放乾淨較為恰當，歷代修道者有人認為氣很寶貴，主張緊撮穀道（肛門）忍氣使不外洩，濁氣積存體內反而有損健康。

吃太飽也容易脹氣，據美國的一項研究，有一個注重飲食健康的團體叫「卡路里限制協會」，其成員的心臟狀況比同年齡的人平均年輕達十五歲，參加研究的會員，每天攝取的熱量限制在一四〇〇至二〇〇〇卡路里之間，他們的脂肪只占身體的七%，遠低於常人的二十五%。華盛頓大學醫學院研究人員認為，限制熱量不僅可以減緩老化速度，甚至有反轉老化的作用。《管子．內業篇》：「食莫若無飽。」歷代養生家主張節制飲食的人多得不勝枚舉，活到九十六歲的楊森將軍也是以「頭冷、腳熱、腹空」為養生三原則。總之，飲食太飽，容易導致體內脹氣，對健康極為不利。

不同類型的人每天所需熱量參考表

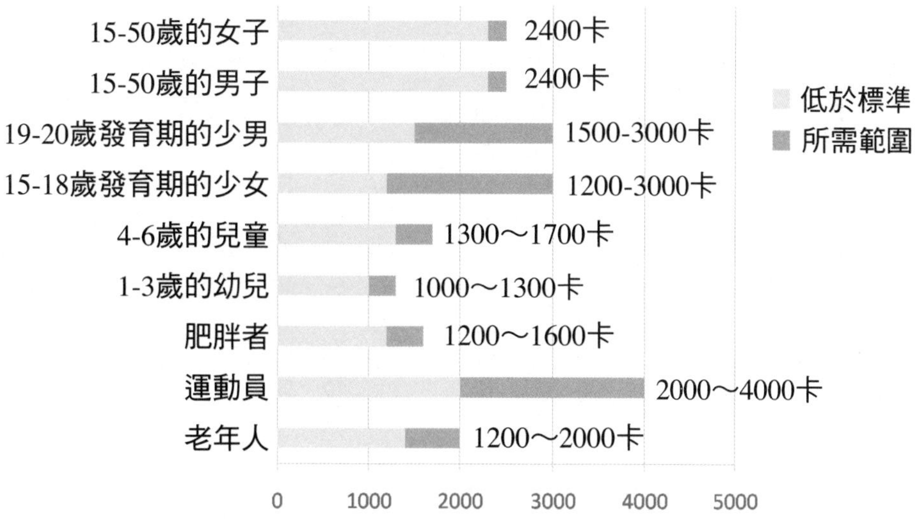

附註：1、女性所需的熱量比男性少10%～20%
2、當天活動比較激烈時，可增加10%～20%

30 負面情緒是健康殺手

蘇聯科學家普瑞斯門（A.S. Presmon）博士提出一個學說「生化溝通論」（Theory of Bio-communication），他長期研究一系列的電磁光譜（Electro Spectrum）對各種生命系統的影響，得到一個結論：「電磁能場從境外收集資訊，然後傳送給有機體，深入有機體內部的任何空隙。」生命個體對於身外流傳的信息具有高度的敏感性，並有效的加以收集、儲存、轉譯及傳送，換句話說，我們身內與身外無時無刻都在進行能量、資訊的交通與傳遞，這個理論早在春秋戰國時期的列子已經提出類似的看法，《列子．周穆王篇》：「一體之盈虛消息，皆通於天地，應於物類。」人在思想時，其腦波便與外界訊息相應相通。佛家云：「一念三千。」當我們啟動一個念頭，其訊息即刻傳遍三千世界。因此，每個人自身的正氣或邪氣都是自己創造出來的，正氣是一個優良品格所培養出來的陽性磁場；邪氣則是一個人長期怨恨、憂傷、恐懼或長期為病所苦所產生的陰性磁場。

在中國文化裡面，道和德這兩個字永遠連在一起成為「道德」，修道同時必須修德；另外有一句話「功德圓滿」，也指出練功必須修德，有德才有「正氣」。如果一個人放縱七情六慾，情緒經常波動，或心術不正、貪婪邪淫，或憂慮悲傷、沮喪灰心，氣機就會非常紊亂，而且會與外界壞的訊息溝通，往往因此擴大了負面情緒的強度，甚至做出後悔莫及的舉動。

金元四大醫家之一的朱丹溪說：「氣血沖和，百病不生，一有怫鬱，百病生矣。」在經過一番情緒的打擊及巨大壓力之後，往往疾病便隨之而來。美國著名的精神科醫師大衛霍金斯博士（Dr. David R.Hawkins）經過長期的研究得知，人身粒子的振動頻率會隨著精神狀況而有強弱的起伏，不良的情緒如害怕、焦慮、憤怒、怨恨、傲慢等所產生的頻率對健康極為有害；而同情、理解、關愛所產生的頻率則能促進身心健康。孔夫子宣揚「仁愛」，王陽明提倡「良知」，其目的都在提醒世人隨時心存善良的理念。

療癒學（Healing）是近代新興一門學問，其治病理論即主張在肉體疾病形成之前，尚處於能量失序階段即給予「能流校正」，易言之，只要人身的能量層面正常，物質層次亦必好轉。日本免疫學大師安保徹寫了上百本書談論免疫方面的問題，他認為心情愉快即是最好的養生方法。安保徹說：「人體是由自律神經來維持均衡的，心理健康時，免疫力提高；心情低落時，免疫力降低。」長期處於壓力及負面情緒會引起下視丘、腦下垂體、副腎等器官的生理反應，釋出副腎上腺素、腎上腺素、可體松等抗壓力激素，久而久之，將引起許多後遺症，造成淋巴球減少而使免疫力下降，是形成糖尿病、老人癡呆症、癌症等重大疾病的遠因。

現代醫學有所謂的「身心官能症」（Psychosomatics），亦即心因性疾病，原因是心理和生理會互相影響，顯示身、心是息息相關的。一個人心情愉快的時候，頭腦會自動分泌腦內嗎啡，使腦細胞年輕，而且體內負責消滅病毒的T細胞也比較活潑，大大提高了免疫力。台大病理科醫師李豐三十年來長期在顯微鏡下看人體細胞，她說：「人在高興時，細胞很圓潤，就像十八歲的年輕人；人在生氣時，細胞縮縮皺皺的，就像八十歲的老頭子。」可見人精神愉快時，細胞充滿了氣；煩惱生氣時，細胞就像洩了氣的皮球。

當人們陷入負面情緒時，大都是對過去行為的懊悔，或是對未來預期的焦慮，在這種情況下，身體將誤會頭腦傳來的訊息，啟動本來不該啟動的免疫機制，但是卻找不到敵人，在沒有宣洩的出口之下，便開始攻擊自己身體的組織，這就是所謂的「自體免疫疾病」。有一位心理學家曾做過一個實驗，他要數十人將未來一個月內自己擔心的事寫下來，結果一個月後，這些事統統沒有發生，可見大多數的憂慮只是一團空氣，只是庸人自擾。

歷代的養生家幾乎沒有一個不談「養心」的，每個高

飽滿的血球和洩氣的血球

人精神愉快時，細胞充滿了氣，細胞很圓潤。

煩惱生氣時，細胞就像洩了氣的皮球，細胞縮縮皺皺的。

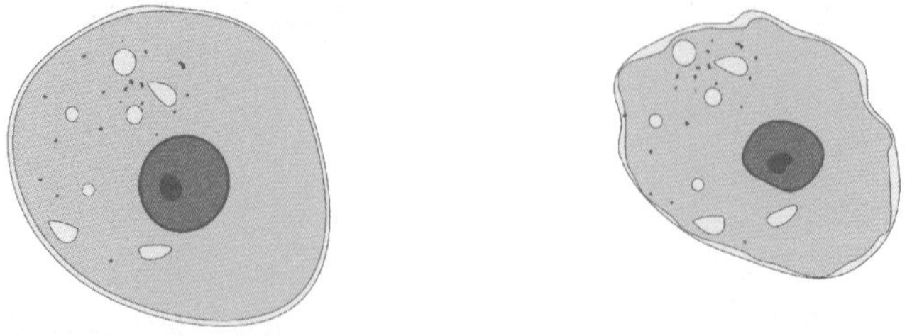

真都認為心平氣和、節制嗜欲乃健康長壽之道。《周易參同契發揮》說：「夫身猶國也，心猶君也。心定則神凝氣和，三宮自然升降，百脈自然流通。」心是身體的主控分電盤，心電穩定，五臟六腑四肢百骸的氣血自然流通順暢；司馬承禎《坐忘論》也說：「夫心者，一身之主，百神之師，靜者生慧，動則成昏。」說明心情波動不但會影響健康，也會讓人頭腦不清失去智慧。

清初名醫尤乘不僅善於治病，也善於養生，他提出「療身不若療心」的理論，他說：「藥之所治，只有一半，其半則全不繫藥力，唯要在心藥也。」憂心一動，百病為招，只要心情開朗，雖有病不難治療。在現代免疫學上，常藉著樂觀、歡笑、慈愛、信心及勇氣等正面的意志力，來對抗威脅生命的疾病。《太平經》說：「人無憂，故自壽也。」人活得快樂，人體組織自然能夠發揮正常機能，讓我們健康長壽。

老子說：「夫唯不爭，故無尤。」不與人爭勝動氣，可以消災免禍。每個人都夢寐以求能夠飛黃騰達，但人得志之後不免富貴而驕，自遺其咎。金錢和權力容易使人腐化，隨之而來的常是瓜葛牽絆，難得清淨，老子認為不智，說：「俗人昭昭，我獨昏昏。」一般人光鮮炫耀，我則隱晦守拙。有道之士往往視名利如糞土，例如楚威王遣使者厚幣以迎欲拜莊子為相，卻遭莊子婉辭拒絕；孫思邈歷經三朝皇帝多次召他赴京做官，都被他一一謝絕。知足常樂，無欲則剛，爭名奪利為人生帶來的是無邊的煩惱。

道書千篇萬卷，其心法精要一言以蔽之，就是「清淨」兩個字，列子云：「至人如鏡。」心如明鏡，人事來了就像照在鏡子裡，人事離開了什麼也不留，也就是要做到「隨來隨應，隨應隨忘，未來不思，過後不憶」的境界，我們的心才能得到真正的自由。

31 熬夜失眠最傷身

在夜晚睡眠這段時間，我們的身體開始生長、造血、充氣、修補以及排毒，如果熬夜不眠，髒氣沒有過濾、沉澱，便又循環到身上來，等於身體沒有新陳代謝。熬夜的人都有共同的感覺，第二天頭腦昏沉、口乾口臭，渾身躁氣，痘痘也冒出來了，有的人甚至還會出現熊貓黑眼圈。醫學家發現，熬夜會使身體的代謝率降低四十二%。

我們的身體白天處於「戰爭」狀態，晚上則是「整補」時間。白天我們的六識——眼、耳、鼻、舌、身、意全開，用來應付工作及一切活動，不論是肢體或感官的每一個動作都會損耗能量；睡眠時，六識全閉，暫時切斷耗能的管道，身體交由自律神經系統運作，進行清潔補給工作，所以白天清醒時的腦波為β波，夜裡睡眠時的腦波則轉為低頻。

夜晚身體的排毒是生命營運的一個重要步驟，亥時（21～23時）免疫系統（淋巴）排毒；子時（23～1時）肝臟排毒；丑時（1～3時）膽腑排毒；寅時（3～5時）肺臟排毒；卯時（5～7時）大腸排毒；此外，自子時起小腸、脊椎開始造血。可以

睡眠共分五個階段

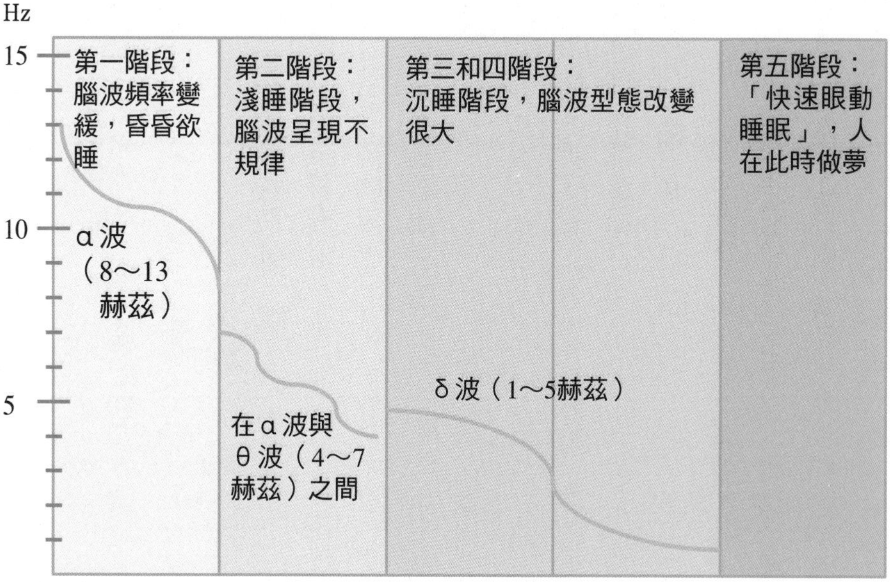

夜晚身體的排毒程度

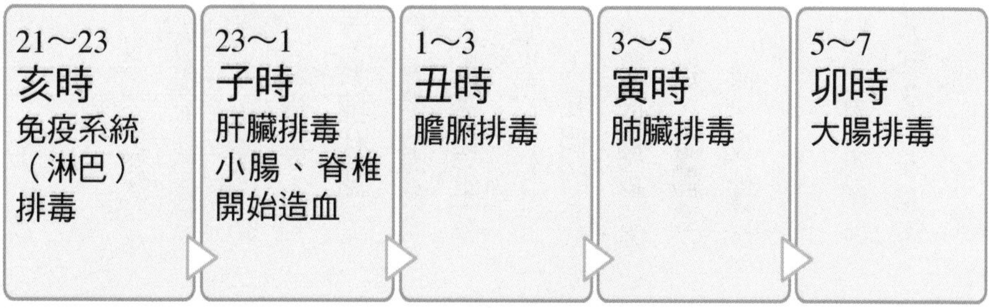

說，整個晚上我們的身體都在忙碌，如果熬夜不休息，就會擾亂身體整補工作的進行。

《丹陽真人語錄》：「守氣妙在乎全精，尤當防於睡眠。」我們的身體最好經常保持在精力充沛的狀態，而睡眠的功能正在養精蓄銳、補充能量，必須特別重視。台灣有一首兒歌：「囡仔囡囡睏，一眠大一寸。」嬰兒在睡眠時正是快速生長的時候，所以嬰兒總是吃了睡，睡了吃。

根據美國安眠藥學會的統計，光是美國就有三千萬人服用安眠藥，服用安眠藥的副作用很多，包括頭腦不清、肌肉無力、反應遲頓等，有成癮現象，甚至還會引起夢遊症。美國每年因失眠的藥物花費加上生產力降低大約要損失一千億美元。失眠會造成注意力降低、記憶力減退而影響工作效率，還是心血管疾病的危險因子；失眠並且令人沮喪，長期下來可能演變為憂鬱症。

美國杜克大學近來使用談話治療，產生不錯的療效，這個原理就像巴哈作郭德堡變奏曲讓伯爵睡前聽一樣，目的是讓失眠的人轉移注意力而入眠。讓腦部關機，即是治療失眠最主要的步驟，宋．蔡季通《睡訣》說：「早晚以時，先睡心，後睡眼。」上床、起床要定時，上床前不要想心事，才有良好的睡眠品質。

老年人失眠的原因又有些不同，睡覺是身體在充電，但老年人細胞老化，充電能力變差，就像手機電池老舊，蓄電功能減退，所以老年人晚上睡不著，白天卻猛打瞌睡。

失眠除了大腦沒有休息之外，身體沒有鬆弛也是主要原因之一，因為緊張的肌肉會聚氣。許多醫院都成立「睡眠補習班」教人克服失眠，醫師常用的方法是教患者將肌肉繃到最緊然後放鬆，其作用即是藉由鬆、緊對比所產生的感覺以檢查肌肉是否放鬆。古印度有一種「攤屍法」，即是從腳到頭一寸一寸放鬆肌肉的方法。

在古代道家裡面，最善睡功的當屬五代的陳摶，其睡功稱為「蟄龍法」，睡覺等於入定，常一睡百餘日不起，但現代人可沒有那麼悠閒，睡個兩天不上班就要沒頭路了。此外，《性命圭旨》介紹了「臥禪法」，《赤鳳髓》也介紹「華山十二睡功總訣圖」，基本上古人的睡功大都是「睡如弓」採右側臥，人身左動右靜，右側臥是很符合生理的，利於左陽向右陰流動；而且心臟在左邊，右側臥不致受到擠壓，清代養生家曹慈山說右側臥還可以「舒脾之氣」。

名醫孫思邈有一招「雞鳴時起，就臥中導引」

臥中導引

剛睡醒時，在床上用勁讓肢體盡量伸展，對通氣活血很有幫助。

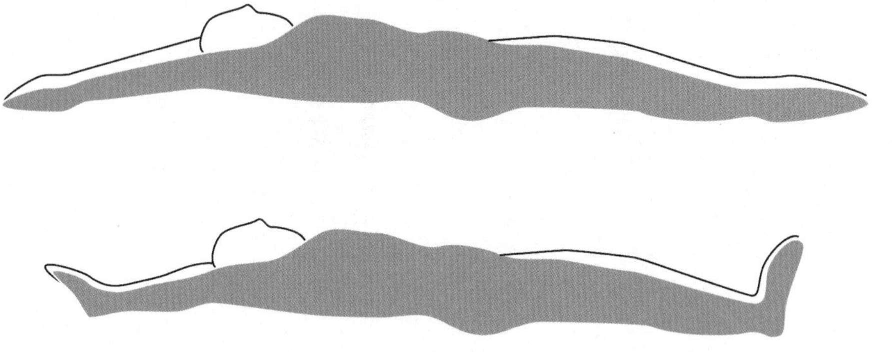

的祕招，清晨醒來的時候，先不急著起床，這時候大地萬籟俱寂，身體也沒有雜訊，共振度很高，全身的氣一擢就動，練氣效果特佳。這時還可以伸伸懶腰，剛睡醒時，花個兩、三分鐘在床上用勁讓肢體盡量伸展，對通氣活血很有幫助。貓、狗起床都會伸懶腰，人們太忙所以把這個本能動作忘記了。總之，在任何時間都不要放過鍛鍊身體的機會。

在古代的養生家裡面，東晉的抱朴子葛洪擁有很高的歷史地位，他從預防的角度，提出「養生以不傷為本」的理論，認為生活要以不傷身為原則，不要過勞、過飽，不要酗酒、熬夜，強調良好的作息有利於健康。美國科學家也曾經由大量的調查統計得知，只要建立良好的生活習慣，即能有效的預防許多疾病。

32 傳統養生功法

三國時代的張飛，有一回在軍帳裡大放厥辭，說他老張勇猛蓋世，天不怕，地不怕，旁人都不敢插嘴。只見諸葛亮輕搖羽扇，慢條斯理的回他：「病你怕不怕？」張飛聽了臉色大變，立即閉起嘴巴不再吭氣了。「英雄只怕病來磨」，古時候醫療不發達，生了重病可是比死還痛苦。現代醫術雖然進步，但是生了病躺在手術檯上被切之割之，還要拿一堆藥當飯吃，終究是折磨。醫療不能保證給你健康，所以學習氣功養生術以求自保是相當必要的。

許多古代的修道家都兼通醫術，在自己有病的時候可以自醫自救，除此之外還可濟世救人。綜觀歷朝丹書的內容，常用的養生功法約有下列數種：

(1)意守丹田：《道樞．練精篇》說：「使其心常存於下丹田，久之神氣自住，諸疾不生。若夫怨、怒、憂、懼、煩惱，邪之思慾奔競，修真之大禁也，一動則元氣損矣。」練氣的人必須經常精神內守，心意不離開丹田，儲備充足的元氣以預防疾病，如因心忙事繁、煩惱纏身，就會氣衰而致病。因此，不管事情多麼忙，仍然必須分點心守著丹田，只要有一絲絲的意念存想丹田，丹田裡的氣就不致上浮飛散。

最好呼吸達到心息相依的境界，行住坐臥都與天地能量保持溝通，功力也能隨著歲月增長。

(2)河車搬運：亦即任督兩脈周天運行，李時珍《奇經八脈考》說：「任督兩脈，人身之子、午也……人能通此兩脈，則百脈皆通。」任、督兩脈是精氣循環的主幹，時時刻刻都在運輸能量灌溉肢體臟腑，主宰人身的健康。在任脈方面，《內經》指出，一切元氣虛弱的疾病，都必須從任脈論治，任脈是吸收能量的管道。在督脈方面，《莊子．養生主篇》說：「緣督以為經，可以保身，可以全生。」督脈循著神經系統的主幹脊椎而上，兩旁還布滿各個臟腑的俞穴，莊子認為養生必須使得督脈暢通。武術家利用拍打的方式打通整個背氣，至少可以多活二十年。有很多人為背痛所苦，皆因背氣不通，光靠醫療常會復發，很難徹底治癒。身上的行氣主幹道每天都要運轉一下，人身的氣有三大循環圈：一是任督脈，二是左右脈，三是帶脈，此三者每天都要加以運轉。

(3)發火燒身：「發火遍燒身」一詞出自陶弘景的《養性延命錄》。隨著年歲增長，人體的細胞逐漸老化，但是，如果我們每天供給細胞能量，就能長期維持細胞的年輕及活力。練氣的人最好每天進入氣功態一次，以電磁場籠罩全身，讓全身細胞吸收能量。日本科學家藤原肇在《驚人的意念力》一書中說：「以精神的力量強身，體內細菌的威力就會減弱。」《靈寶畢法》、《大丹直指》等書還載有「起火降魔」、「真火練形」的功夫，主張運起陽火來焚燒身上的陰魔邪氣。《八卦行功法》裡面還有一招「想火燒臍輪」的功法，功效也極為強大，可以打通胸腹之間的三焦氣。

(4)閉氣攻病：這是自彭祖以降的修道家、養生家以及許多練功書常採用的方法，《養性延命錄》引述彭祖之言：「其偶有疲倦不安，便導引閉氣，以攻所患。」《太清調氣經》中也曾介紹：「以心念苦處，以意相注，閉氣攻之。」《胎息精微論》更說：「身困有疾，醫藥不能治者，可以自己氣海中元氣運於周身，以攻病本。」以上都是利用「氣

任脈

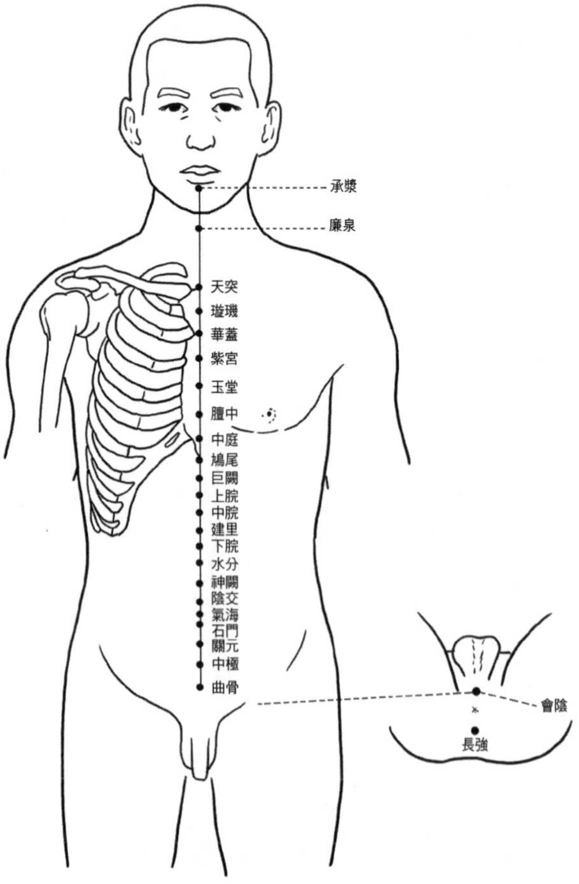

沖病灶」原理的治病養生功法，當發現身上有阻塞之處時，即運足丹田氣，閉氣以意念強攻病處，還可利用導引動作協助氣的流動，「以氣海中元氣運於周身」即是閉氣攻病的心法訣竅。

（5）赤龍絞海：有一套降火的功法，招式簡單，人人可學，功法叫「赤龍絞海」。《育樂堂語錄》：「舌舐上顎，使赤龍絞海而真津始生，化為甘露神水，以伏離中之火。」這個功法用來降火氣頗為有效，其步驟如下：（一）坐姿、立姿皆可，背、頸

督脈

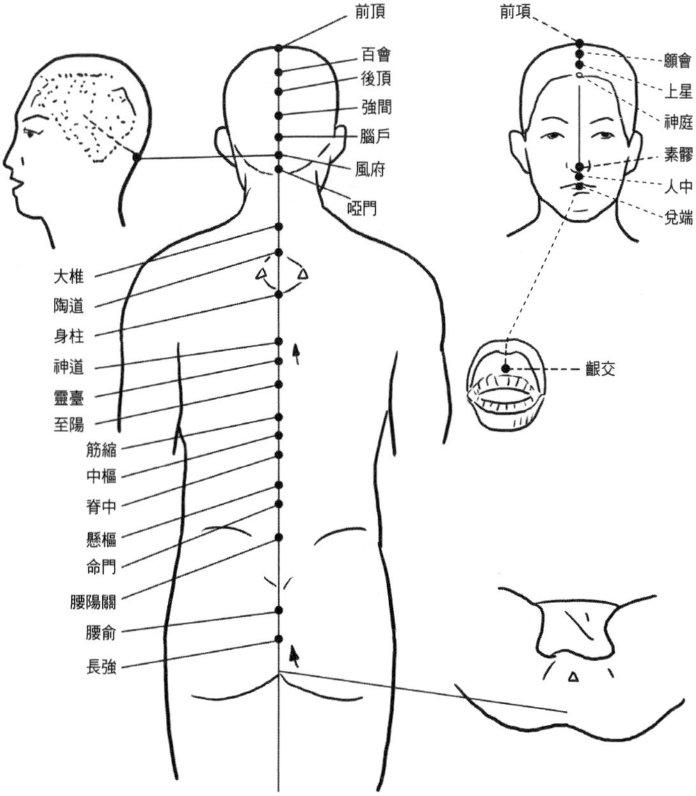

打直，收束心神。（二）舌頭盡量往後捲，舌尖頂在上顎後部的軟肉上，順時針轉三十六圈，再逆時針轉三十六圈，轉完了口中應該會冒出許多口水。（三）將口水分三次嚥下，每一次嚥的時候都要用心將口水循任脈送到丹田。以上動作共重複三次，也就是要做「三口九嚥」才算完成一功。

冷謙號龍陽子，生於明朝初年的杭州，他擅長養生，活了一百五十歲。現代工商社會生活緊張忙碌，練氣的人平常可以採用他在《修齡要旨》裡介紹的「長生一十六字妙訣」來保養，口訣是：「一吸便提，氣氣歸臍；一提便咽，水火相見。」因為只有十六個字，因此也叫「十六錠金」，表示功法寶貴。方法是：先漱口生津，一吸氣便同時嚥一口口水，並提陰竅將地電往上帶，嚥口水時同用靈台將天電往下帶，天電地電都往肚臍集中，所以叫做水火相見，全部的動作在同一時間完成。練習這個功法不需選擇環境，不妨礙工作，任何時間皆可練習，是一種人人可練的方便功法。

以上所列養生功法，大都需要具備基本功夫才能運用自如，而且功夫愈高，效果愈顯著。這些功法都是祖先的智慧結晶，值得我們珍視學習。

古人練功圖

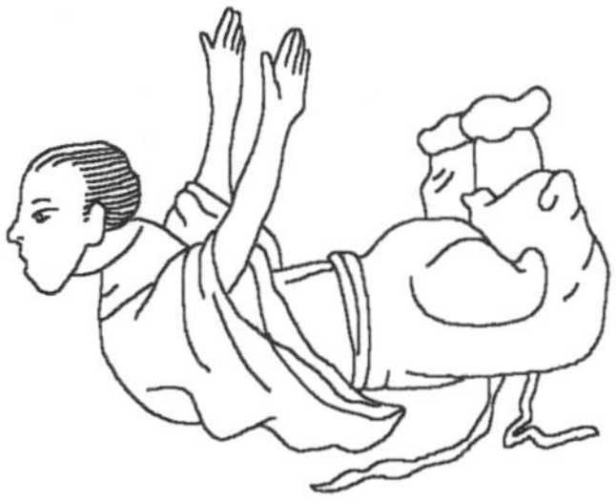

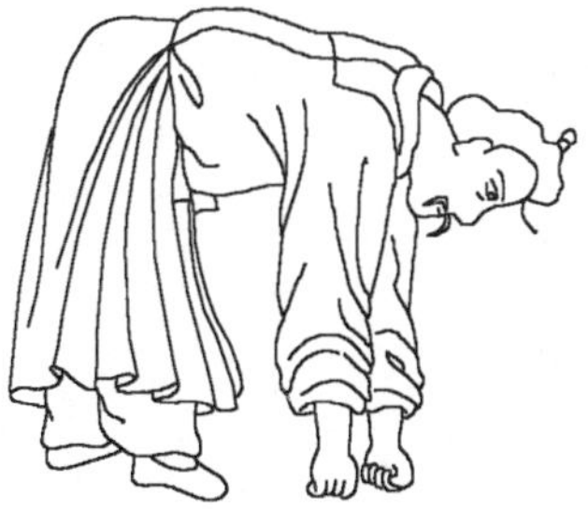

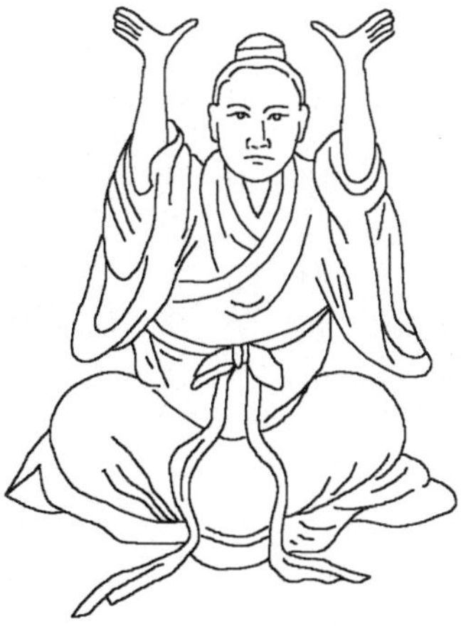

33 完美的養生之道

修道的目的在治身、修心、了性，治身是第一步功夫，因此道家特別注重養生，在世界哲學系統中是為一大特色。古真云：「未修道，先治病。」我們的身體不免有些舊疾新病，修道前須先把病治好，否則修道過程會產生許多障礙。古代修道家大都懂得一些醫術，所以自古即有「醫道同源」之說。例如王重陽的大弟子馬丹陽在陝西傳道時，有一天中了熱暑，差點魂歸他鄉，後來又中了火毒，別人給藥不敢嚐試，才覺悟道：「道家有病，他人莫能醫，當以自治乎！」尤其許多修道人身處山林，遠離人煙，生了病醫生鞭長莫及，更需要懂得自醫之術，所以《抱朴子・雜應》說：「古之初為道者，莫不兼通醫術。」修道家並認為行醫救人是立仙基、積功德的重要方法。

歷代修道兼通醫術的養生家很多，其中最著名的當屬唐代藥王孫思邈，其他諸如漢唐時期的葛洪、陶弘景、孟詵，宋元時期的劉河間、蒲虔貫、趙自化、丘處機、張君房，明清時期的陳繼儒、冷謙、高濂、汪昂等人，這些前輩都傳下了精闢的養生理論及功法。

現代醫療雖然發達，但並不一定能為我們帶來健康。一位五十歲網友問我：最近因失眠、記憶力變差、容易疲倦、腰痠背痛、消化不良，到醫院看了許多門診科目，檢查卻沒問題，拿了許多西藥，服用後也沒有多大的改善，其中到底出了什麼問題？這種在檢查時未能發現器質性病變，但醫生也沒有更好的辦法來治療的情形，稱為「亞健康狀態」。根據世界衛生組織一項全球性的調查顯示，全世界真正健康的人僅占五％，經醫生診斷有病的人也只占二十％，其餘七十五％的人處於亞健康狀態。其實，亞健康狀態正是許多疾病的前兆。

抵抗疾病講求的是免疫力，因為督脈乃「諸陽之會」，人體的能量皆由督脈發動，鍛鍊督脈使之氣通，則脊髓神經放電速度快，傳導功能提升，免疫力自然大幅提高。練氣功的網友都有一個共同的體驗：自從練功之後，不但精神及體能大為改善，並且不容易生病，好幾年不感冒的人比比皆是。

人體有六十兆細胞，是人體能量運作的最小單位，永遠忠心耿耿的執行監測、警告、犧牲等保護工作；也有完善的免疫系統執行攻擊、吞噬、圍堵、驅趕及消滅等行動，然後啟動自癒系統來清除、補給、修護、重建及復原。細胞對於能量極為敏感，我們供應它們好的能量，它們就長得健康而活潑，能夠充分發揮功能；如果供應的能量不足，它們就會機能失常而生病。

細胞只能繁殖五十代，細胞有其生存年限，也會逐漸老化，但人體的肌肉細胞，可被視為是含有鹽溶液的微小電池，藉著加強生物電之作用，細胞即可以順利的進行修復及代謝。英國劍橋大學遺傳學教授奧布里．德格雷在接受《生活科學》雜誌訪問時指出，以幹細胞、基因療法和其他技術定期修復身體受損器官，有可能使人類老化的進程完全停止。此外，前美國耶魯大學解剖學教授哈洛克．巴博士發現，人的軀體周圍被一層電磁包圍著，他指出電磁對於人體扮演著一種鑄型的角色，細胞之生滅、增減皆受電磁的操縱。

此外，加拿大老人研究院院長溫菲爾特博士說：「只要找到讓血管暢通的方法，人的壽命便可能活到兩百歲。」人體的許多疾病皆源於血液循環出了問題，解決了這個問題，便是醫學上的大成就。中醫說：「氣為血之母。」血要淨化、活化，就必須利用高效率的呼吸將外界的氣引進體內，只要血中氣足，循環系統便能維持良好的功能。若要達成溫菲爾特博士的願望，練氣是根本的解決之道。

練氣養生的原理，在於建立自療自癒的本領，對自身的健康才具有主控性。精於中西醫學的張錫純在其著作《醫學衷中參西錄》中就主張「學醫者宜參看丹經」，極力提倡醫生要學習氣功，以補醫學之不足；西醫利用X光、正子攝影等掃瞄儀器來觀察病灶，中醫把脈也是一種掃瞄。現代醫師若能融匯貫通中西醫學技術，必能更加深入掌握病情，如果除了投藥、手術等醫療行為之外，還能佐以氣機方面的調理，勢必大大提高醫療的效果，造福更多的病患。

人們常常向人瑞請益養生的方法，醫學家也常到世界各地的「長壽村」尋找長生之鑰，根據這些探訪綜合起來的線索，不外是生活快樂、少煙少酒、水質乾淨等因素，甚至有人判斷是常吃地瓜的緣故。這些調查縱使可以觀察到部分養生道理，但畢竟未能明白長壽的真正奧祕。養生除了長壽之外，還必須達到健康無病、行動靈活、容貌年輕三個標準，像孫思邈活到一百餘歲還「視聽不衰，神采甚茂」才算符合理想；換句話說，不但要活得老，還要活得好，也就是要長保生命的高品質。

自古以來，健康長壽是上至皇帝下至平民人人夢寐追求的目標。道書記載，修道家活到一百歲以上者比比皆是，從史料中留下的生卒年代來看，修道家的平均壽命較帝王將相及平民百姓無疑要高出許多。幾千年前醫療尚未發達，修道家只憑藉練氣即能達到增進健康、延長壽命的目的，證實養生術是有效的，值得現代的我們深入研究。總而言之，養生必須肉體、能量並重，除了運動鍛鍊肢體之外，還必須藉由呼吸、靜坐等方法鍛鍊能量，這才是完美的養生之道。

34 結語

《素問．上古天真論》說：「真人者，提挈天地，把握陰陽。」意指我們如果能溝通天地，運用陰陽的原理來修練，就能達到真人的境界，《老子河上公章句》也說：「天道與人道同，天人相通，精氣相貫。」指出天、地、人是一個整體，但人必須透過修練的方式，使得人身小天地與宇宙大天地相應，我們才能明白宇宙的奧祕，也才能增益自己的健康與壽命。

科學家的最終夢想，是要找到生命、宇宙及一切事物的終極知識，換句話說，就是要尋求驗證宇宙本體的途徑。傅理德曼（Norman Friedman）在《心靈與科學的橋》一書中說：「只有透過神祕主義之道，向內心探索而直接去體驗。」我們期望，在科學家的實驗求證以及修道家的心靈體驗之間，兩條平行線能夠開始交會，為了探求宇宙而共同努力。

近年來全世界掀起了樂活（LOHAS）概念，許多人追求健康與尊重大自然兼顧的生活方式，其主要的內容包括提升身心靈的境界，並選擇新鮮、在地、當季的生機飲食，以簡單樸素的方式生活。廣義的說，樂活也是一種養生術，樂活人士所學習的瑜伽、武術、導引、運動、靜坐等活動，都脫離不了練氣的領域，而有機食物含有潔淨的能量，可以避免污染身體，此乃養生的重要理念。

由於道家經典玄奧難解，從文字上來研究道家文化猶如隔靴搔癢，因此，唯有透過親身修練，才能體悟其中的真髓。中華文化都是根源於「氣」所衍生出來的，都是氣的實踐及應用，《太上養生胎息氣法》說：「夫道為萬氣之主，道者，氣也。」唯有把氣的原理研究透澈，讓全人類經由瞭解而願意親近。其實，人體能量的原理是歷久彌新的，期望養生術得以推廣普及，造福人類的健康。

清代名醫葉天士醫術精湛，名滿天下，他認為養生不能只靠醫藥，最好能夠練氣強身，他說：「用元功經年按法，使陰陽交，而生生自振。徒求諸醫藥，恐未必當。」每個人最好都能夠長年練功，使體內興起陰陽生化作用，以供給身體生生不息的能量，這才是務實的養生之道。

諾貝爾獎得主物理學家普里高津（**Ilya Prigogine**）說：「西方科學與中國文化在整體性、協同性的良好結合，將導致新的自然哲學及自然觀的產生。」以往人類都在試圖掌控物質，今天如果人人都來練氣，學習掌控能量，在不久的將來，人類文明必將創造出嶄新的一頁。

國家圖書館出版品預行編目資料

圖解氣的原理(10週年暢銷紀念版) / 湛若水著；——
二版. ——臺北市：商周出版：家庭傳媒城邦分公司
發行, 2023.08
面；　公分. ——（商周養生館：25）

ISBN 978-986-120-830-5（平裝）

1. 氣功

413.94　　　　100009021

線上版讀者回函卡

商周養生館25X

圖解氣的原理(10週年暢銷紀念版)：
口碑暢銷書《氣的原理》圖解版，讓你練氣養生更輕鬆上手

作　　者 / 湛若水
企畫選書人 / 彭之琬
責 任 編 輯 / 彭子宸

版　　權 / 吳亭儀、林易萱、江欣瑜
行 銷 業 務 / 周佑潔、賴正祐、賴玉嵐
總　編　輯 / 黃靖卉
總　經　理 / 彭之琬
第一事業群總經理 / 黃淑貞
發　行　人 / 何飛鵬
法 律 顧 問 / 元禾法律事務所 王子文律師
出　　版 / 商周出版
台北市104民生東路二段141號9樓
電話：(02) 25007008　傳眞：(02)25007759
E-mail：bwp.service@cite.com.tw
發　　行 / 英屬蓋曼群島商家庭傳媒股份有限公司 城邦分公司
台北市中山區民生東路二段141號2樓
書虫客服服務專線：02-25007718；25007719
服務時間：週一至週五上午09:30-12:00；下午13:30-17:00
24小時傳眞專線：02-25001990；25001991
劃撥帳號：19863813；戶名：書虫股份有限公司
讀者服務信箱：service@readingclub.com.tw
城邦讀書花園：www.cite.com.tw
香港發行所 / 城邦（香港）出版集團有限公司
香港灣仔駱克道193號東超商業中心1樓_ E-mail:hkcite@biznetvigator.com
電話：(852) 25086231　傳眞：(852) 25789337
馬新發行所 / 城邦（馬新）出版集團【Cite (M) Sdn. Bhd.】
41, Jalan Radin Anum, Bandar Baru Sri Petaling, 57000 Kuala Lumpur, Malaysia.
Tel: (603) 90563833　Fax: (603) 90576622　Email: service@cite.com.my

封 面 設 計 / 李東記
印　　刷 / 韋懋實業有限公司
經　銷　商 / 聯合發行股份有限公司
地址：新北市231新店區寶橋路235巷6弄6號2樓
電話：(02) 2917-8022　傳眞：(02) 2911-0053

■2011年6月21日初版
■2023年8月10日二版一刷

Printed in Taiwan

ISBN 978-986-120-830-5　　eISBN 9786263188143 (EPUB)

定價380元